UNE IDÉE NOUVELLE

SUR LA MANIÈRE D'ENVISAGER

LES FIÈVRES INTERMITTENTES,

OU

CONSIDÉRATIONS GÉNÉRALES

Sur le rôle que joue l'élimination séreuse dans les diverses manifestations
de l'intoxication tellurique,

PAR LE

Docteur LACROIX (des Rousses),

EX-MÉDECIN EN CHEF DE L'HÔPITAL CIVIL ET MILITAIRE DE DELLYS (ALGÉRIE),
MÉDECIN-MAJOR AUX HÔPITAUX DU CAMP DU NORD,
MEMBRE CORRESPONDANT DE PLUSIEURS SOCIÉTÉS MÉDICALES.

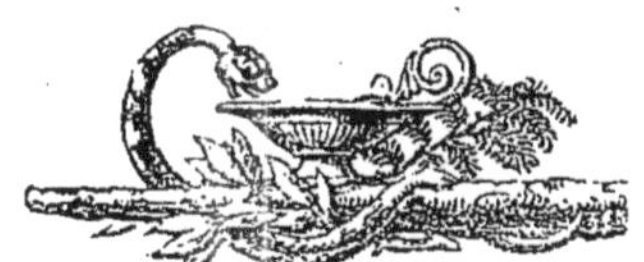

LYON,

IMPRIMERIE ET LITHOGRAPHIE DE BAJAT FILS,
Cours de Brosses, 9, à la Guillotière.

1854.

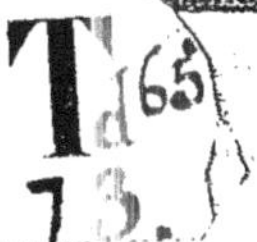

UNE IDÉE NOUVELLE

SUR LA MANIÈRE D'ENVISAGER

LES FIÈVRES INTERMITTENTES.

UNE IDÉE NOUVELLE

SUR LA MANIÈRE D'ENVISAGER

LES FIÈVRES INTERMITTENTES,

OU

CONSIDÉRATIONS GÉNÉRALES

Sur le rôle que joue l'élimination séreuse dans les diverses manifestations
de l'intoxication tellurique,

PAR LE

DOCTEUR LACROIX (DES ROUSSES),

EX-MÉDECIN EN CHEF DE L'HÔPITAL CIVIL ET MILITAIRE DE DELLYS (ALGÉRIE),
MÉDECIN-MAJOR AU 18e LÉGER,
MEMBRE CORRESPONDANT DE PLUSIEURS SOCIÉTÉS MÉDICALES.

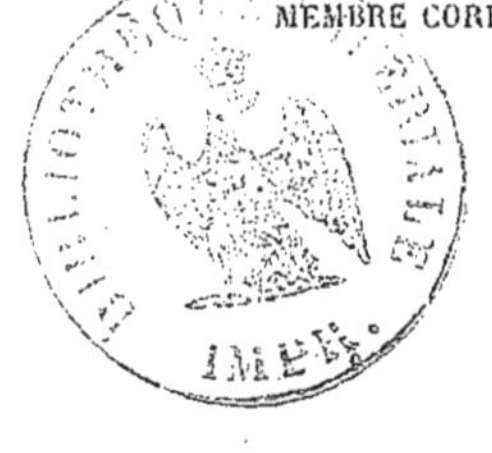

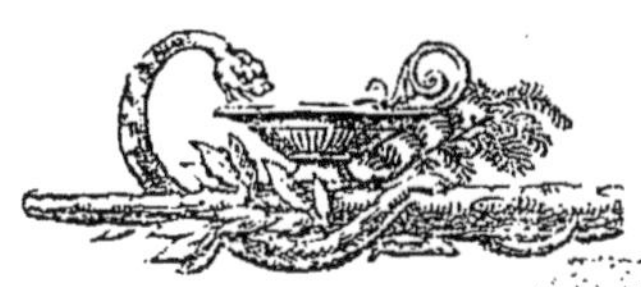

LYON,

IMPRIMERIE ET LITHOGRAPHIE DE BAJAT FILS,
Cours de Brosses, 9, à la Guillotière.

—

1854.

À MONSIEUR

LE DOCTEUR SALLERON,

MÉDECIN PRINCIPAL A L'ARMÉE D'ORIENT.

MONSIEUR ET TRÈS ESTIMÉ CHEF,

Vous êtes le seul qui ayez reçu la confidence de la première conception de ce travail, et à qui j'ai demandé une opinion sur sa valeur réelle...

Soit que mes idées vous aient plu par leur extrême nouveauté, soit que vous les ayez appréciées avec une excessive indulgence, vous avez bien voulu me faire croire que ce premier aperçu d'un travail que je médite, ne serait pas sans avoir quelqu'utilité pratique, s'il était livré à la publicité...

Permettez-moi donc de vous en offrir la dédicace, non-seulement comme un témoignage du haut prix que j'attache à votre opinion, mais encore comme une faible expression de ma profonde reconnaissance pour l'affectueux et bienveillant intérêt que vous m'avez toujours témoigné.

L. LACROIX.

Lyon, ce 25 août 1854.

I.

S'il est dans le domaine de la science médicale un terrain qui soit battu et rebattu, et dans lequel il semblerait, au premier abord, qu'il n'y a plus rien à faire, c'est, sans contredit, celui des fièvres intermittentes.

Et en effet, à en juger par le nombre d'écrits faits sur la matière, on pourrait croire que le sujet doit être complétement épuisé, et que tout ce qu'il peut offrir aux investigations de la science a été exploré et retourné dans tous les sens. Ce sont des traités spéciaux plus ou moins complets, ce sont des thèses, des mémoires, des opuscules, des articles de journaux, dans lesquelles chacun a pris pour tâche d'éclairer un des côtés de la question, en apportant le tribut de ses recherches et de ses idées particulières.

Malgré le grand nombre de ces productions, dont les unes sont à certains égards d'une valeur incontestable, et qui toutes attestent des efforts louables et dignes d'encouragements, croyez-vous que le problème des fièvres soit enfin complétement résolu? En d'autres termes, et pour préciser davantage la question, sous un point de vue tout pratique, croyez-vous que le jeune médecin qui arrive dans cette contrée n'ait plus qu'à ouvrir nos livres et nos dictionnaires pour pouvoir hardiment et avec confiance aborder la thérapeutique de nos fièvres? Pensez-vous qu'il y trouvera toujours une règle sûre pour le diriger dans les premiers pas de sa pratique? Car c'est là, en définitif, que doit aboutir la science médicale; c'est là le *criterium* de la valeur doctrinale. Eh bien! quant à moi, je n'hésite pas à le dire, la réponse n'est pas à l'honneur de la science.

Sans doute, dans la majorité des cas, le jeune praticien ne sera pas embarrassé, parce qu'il se trouvera en présence de maladies que la science a parfaitement décrites — ou bien ce seront des fièvres-types, accomplissant plus ou moins complétement leurs trois périodes successives.

Ou bien, ce seront des accès larvés qui ne présenteront pas, il est vrai, les symptômes typiques de la fièvre intermittente franche et légitime, mais dans lesquels existera toujours quelque chose qui trahira la maladie, soit une névralgie, soit un phénomène quelconque disparaissant et revenant périodiquement. A ce caractère, il ne lui en faudra pas davantage, il reconnaîtra l'affection, comme Cuvier reconnaissait un animal avec un fragment d'os. C'est une affaire de tact et d'habitude. Jusque là donc, pas encore de sérieuses difficultés.

Mais qu'il arrive un de ces cas où la fièvre intermittente, quittant ses allures ordinaires, tend à se manifester par un ordre de phénomènes tout-à-fait distincts et différents de ceux qui servent classiquement à la caractériser; qu'il arrive, par exemple, une de ces diarrhées séreuses, un de ces œdèmes pulmonaires, un de ces épanchements pleurétiques, qui ne sont très souvent qu'un des modes de manifestation de l'intoxication paludéenne, croyez-vous que son diagnostic tombera juste, et que sa thérapeutique ne sera pas menacée d'erreurs et d'insuccès?

Et si par hasard, il commence à avoir le soupçon de ses erreurs, sera-ce dans nos traités élémentaires et classiques, sera-ce dans les mille et une productions qui grouillent aujourd'hui dans la science, qu'il ira chercher quelque chose qui puisse le mettre sur le voie? Eh bien! non: nos livres, comme notre enseignement scholastique, sont encore muets à cet égard. Et le praticien en est encore réduit à faire son apprentissage par lui-même.

D'où cela vient-il? Est-ce que, peut-être, le problème des fièvres serait insoluble, soit par la nature, soit par la compléxité des éléments qui le constituent? Nous ne le pensons pas. Si tous les efforts qui ont été faits jusqu'à présent par les écrivains sérieux, n'ont pas mené à une solution complète, c'est qu'on s'est placé sur un terrain qui ne pouvait réellement pas y conduire.

Au lieu d'étudier la fièvre du point de vue de sa plus haute généralité physiologique, et de la considérer comme un acte accidentel de l'organisme ayant sa loi, sa signification, sa finalité, et s'exécutant comme les fonctions normales, au moyen d'organes et d'appareils, on s'est placé au point de vue de ces organes et appareils pour y découvrir la raison de son existence. Au lieu de chercher la signification des phénomènes, on en a étudié toutes les modifications, afin d'y bâser les caractères de ses expressions symptomatiques.

C'est ainsi qu'armés du thermomètre, du sthétoscope, du scalpel et des réactifs chimiques, on a noté avec un soin scrupuleux toutes les variations du pouls, toutes les nuances de la chaleur cutanée. C'est ainsi qu'on a étudié sur le vivant et sur le cadavre tous les changements de forme, et toutes les modifications de texture et d'organisation intime. C'est ainsi qu'on a soumis le sang et les humeurs aux investigations analytiques les plus minutieuses, et en cela, on a obéi à cette sentence de l'école organicienne, que: l'observation n'est rien, si l'on ignore là où siége le mal.

A ce point de vue, la science s'est sans doute enrichie de précieux faits d'observation. Elle a pu découvrir une foule d'aperçus neufs et intéressants; elle a pu donner à certains faits, déjà entrevus par les anciens, une formule nette et mathématique, mais tous ces résultats analytiques ne constituent pas toute la science par eux-mêmes. Après avoir fait de l'anatomie pathologique et sur le vivant et sur le cadavre, il fallait faire de la physiologie. Après avoir étudié les phénomènes en eux-mêmes et pour eux-mêmes, il fallait chercher leurs raisons d'être, leurs rapports et la loi de leur enchaînement. Cette maladie que nous avions disséquée et morcellée afin de pouvoir plus particulièrement en étudier chaque partie, il fallait en reconstruire l'ensemble afin d'en considérer la physiologie générale, en tant que fonction unique. En un mot, après avoir fait de l'analyse, puisqu'on voulait commencer par là, il fallait faire de la synthèse.

C'est que, sachons le bien, la maladie n'est pas une collection de phénomènes et de désordres matériels, accolés les uns aux autres par aggrégation. C'est un tout composé de plusieurs parties étroitement unies entr'elles par les liens de cause ou d'effet. C'est, comme le dit le professeur Fuster, une série non interrompue de phénomènes dont l'un appelle l'autre du commencement à la fin, et dont on peut à volonté remonter ou descendre les degrés.

Et si cela est vrai pour la plupart des maladies en général, à plus forte raison cela est-il vrai pour la fièvre intermittente, affection essentiellement *une* s'il en fût jamais, et par son principe, et par son but d'activité et par l'évolution de ses périodes successives, quelle que soit, d'ailleurs, la variété des symptômes qui la manifestent.

Or, s'en tenir exclusivement à l'étude et à la considération de ces symptômes ou des organes qui en sont le support, c'est n'envisager qu'une partie du problème, la partie secondaire, variable, accessoire. C'est se placer sur un terrain bas, d'où la vue rétrécie ne saurait dominer l'ensemble, et d'où il n'est pas possible de concevoir la fièvre sous une notion suffisamment large et complète.

L'école vitaliste, il est vrai, a mieux compris ce côté du problème. En concevant la fièvre sous une notion qui est déduite du dogme fondamental de sa doctrine, elle a admirablement bien synthétisé tout ce qui a trait aux causes et aux symptômes en coordonnant ceux-ci du point de vue de leur fin et de leur but d'activité. Malheureusement sa formule est trop générale, et pour être trop générale elle ne précise pas assez.

Elle ne distingue pas suffisamment les fièvres qui sont l'expression d'une réaction paludéenne d'avec la fièvre qui est l'expression d'une réaction plastique. Je sais que cette distinction ne lui a pas échappé dans la pratique, mais elle n'en est pas moins en dehors de la définition qu'elle nous en a donnée.

Elle n'a pas, non plus, suffisamment tenu compte du coté matériel de l'organisme, en tant que support des diverses manifestations de l'intoxication paludéenne ; et sous ce rapport elle a négligé un des éléments du problème. Car s'il est vrai que la considération du principe et de la fin constitue un des éléments fondamentaux et essentiels de l'étude des fièvres, il faut savoir reconnaître aussi que la considération de l'organe ou du support a bien quelque valeur, si l'on veut en avoir une connaissance complète et véritablement pratique.

Il est surtout un reproche que nous adresserons également à l'école vitaliste, c'est de ne pas avoir su tirer de sa définition toutes les conséquences qui en découlent. Si la fièvre, en effet, est une réaction de l'organisme, un effort de la nature, contre un stimulus accidentel et anormal, dans un but d'*élimination* de ce stimulus, elle aurait dû étudier cette élimination comme un phénomène de première importance. Elle aurait dû la considérer comme un des caractères essentiels de la fièvre, de la même manière qu'elle considère l'éruption de la peau comme le phénomène essentiel et nécessaire auquel tendent tous ces actes synergiques par lesquels

se manifestent les fièvres éruptives. Et dans ces cas,
elle aurait dû chercher le produit de cette élimination,
absolument comme elle recherche le bouton caractéristique lorsqu'elle s'attend à une manifestation variolique.

Or, c'est ce qu'elle n'a pas fait. Elle s'est contentée,
comme l'école organicienne, d'en signaler l'existence
dans les cas de fièvre intermittente, où elle se rencon-
trait sous forme de sueur, sans aller la chercher dans
les cas où cette élimination s'effectue par toute autre
voie que celle de la peau. Et c'est ainsi qu'elle n'a pas
pu entrevoir, ni comprendre dans sa formule pyrétolo-
gique une foule d'états morbides qui sont rangés aujour-
d'hui dans un certain nombre de cadres nosographiques
différents, bien qu'ils ne soient autre chose que des
modes de manifestation de l'intoxication paludéenne.

C'est ainsi, également, qu'elle s'est trouvée dans l'im-
possibilité radicale de nous donner une raison suffisante
de ce que l'on appelle *remittence*, *pseudo-continuité* et
perniciosité, trois modes d'être de la fièvre intermittente
que l'on explique aujourd'hui en faisant gratuitement intervenir une irritation organique quelconque, qui est
loin d'exister d'une manière constante.

Comme on le voit, le domaine de la pyrétologie paludéenne, bien que piétiné et rebattu par tous les tra-
vailleurs de la science, bien qu'exploité par les doctrines diverses, possède encore ses régions inconnues, ses
placers inexplorés qui sont, et seront longtemps encore,
comme un appas tendu à l'esprit de recherche et au
génie de la spéculation.

S'il eût été donné à quelqu'un de répondre avec succès, peut-être, à ce séduisant appel, c'eût été, sans

doute, à nous autres médecins de l'Algérie. Mieux favorisés que nos confrères de France, nous étions placés sur un vaste champ d'observation pratique. Ayant pour nous aider les précieuses ressources des investigations modernes et, pour nous inspirer, les dogmes antiques d'une haute philosophie médicale, nous eussions pu hardiment nous mettre à l'œuvre. Et si, dans de pareilles conditions, il ne nous eût pas été possible de faire dire à la science son dernier mot, nous l'eussions forcée peut-être à nous en révéler, au moins, le premier soupçon.

Malheureusement nous n'avons rien fait du tout ; la plus grande somme de nos efforts s'est épuisée en des travaux stériles et sans résultats. Eblouis par cette riche moisson de faits, qui nous encombrait de toutes parts, nous nous sommes contentés de les *faucher* pour en faire des *herbiers* magnifiques, c'est à qui rassemblerait le plus de faits ; c'est à qui aurait les plus belles collections.

Et ceci tient au vice de notre enseignement classique tout autant peut-être qu'à l'engouement de notre époque. On nous a plutôt appris à décrire minutieusement les formes d'une altération matérielle, qu'à étudier la marche d'une maladie et la signification de ses symptômes. On nous a placés au point de vue autoptique de la science, comme le disait Ampère, c'est-à-dire, au point de vue de l'observation purement matérielle et de la statistique brute, sans nous permettre de regarder plus haut. Perdus ainsi dans des questions de détails, nous avons oublié que nous n'étions encore qu'au premier échelon de nos connaissances, et qu'à ce degré là, la science n'était pas possible.

Si, dans certaines maladies parfaitement localisées dans un organe important, la connaissance autoptique de l'appareil instrumental et du produit morbide constitue jusqu'à un certain point ce qu'il importe le plus de savoir, il n'en est pas de même dans la fièvre intermittente ; ici la considération de la nature, de la marche et de la tendance des actes phénoménaux, a une toute autre importance que celle de l'organe qui en est le support, ou de la lésion matérielle qui peut en être le résultat. La raison en est simple : c'est que, d'un côté sont les caractères essentiels, constants, fondamentaux, tandis que de l'autre, sont les caractères variables, accessoires, subordonnés.

Or, n'étudier que ceux-ci, ou bien encore, vouloir partir de ceux-ci pour s'élever jusqu'à la connaissance des premiers, c'est, ou bien annihiler la science en la mutilant à son premier échelon, ou bien s'exposer après des efforts sans nombre à n'arriver qu'à des résultats faux et erronnés, en prenant pour la cause ce qui n'en est très souvent que le produit.

Il en est de la fièvre intermittente comme il en serait par exemple, des diverses fièvres éruptives, si ces affections se présentaient pour la première fois à l'observation du médecin. Croyez-vous qu'il pourrait arriver à s'en faire une notion vraie et suffisamment complète, s'il se contentait de prendre un à un chaque symptôme, chaque produit morbide pour leur demander exclusivement tout ce que les investigations physico-chimiques peuvent lui révéler ? Croyez-vous qu'il trouverait dans les nuances du pouls, dans la température de la peau, dans les diverses troubles de l'innervation le but d'activité de la fièvre ? Croyez-vous qu'il trouverait dans les diverses fluxions des muqueuses, dans la forme ou la couleur des éruptions, la raison d'être de ces produits morbides ?

Quelque détaillée que puisse être cette étude anatomique, pourrait-elle jamais l'élever à une conception assez haute de cette espèce d'intoxication spécifique, pour qu'il puisse instituer une thérapeutique rationnelle, sans crainte de s'en laisser imposer par des indications qui seront toujours trompeuses lorsqu'on n'aura, pour les fournir, que la considération des symptômes et des lésions organiques?

De même pour les maladies d'intoxication paludéenne : ce n'est ni le plessimètre, ni le scalpel, ni le creuset du chimiste, qui nous donneront une idée suffisante de leur nature, qui nous feront découvrir la loi de génération et de filiation de leurs diverses expressions symptomatiques. Ce n'est point à l'aide de ces instruments qu'on pourra, en un mot, concevoir la fièvre sous une notion suffisamment large pour pouvoir embrasser dans une même formule étiologique et thérapeutique toutes les variétés que présentent ses divers modes de manifestation.

S'il est, pour arriver à ce résultat, un procédé plus fécond que celui de l'analyse et de l'expérimentation directe, c'est celui d'une large synthèse, dirigée par l'observation mentale et les lois d'une induction sévère. Dans une affection aussi multiple dans ses formes expressionnelles que ne l'est la fièvre intermittente, il ne faut point se contenter de l'étude détaillée de quelques unes de ses formes pour y chercher une définition de la maladie, ainsi qu'on n'a cessé de le faire jusqu'à ce jour; mais il faut remonter plus haut, et étudier la maladie dans l'ensemble de toutes les formes, et de toutes les variétés qui la manifestent, depuis les cas les plus simples jusqu'aux plus compliqués; depuis ceux où les caractères sont à peine appréciables jusqu'à ceux où ils le sont au plus haut degré. Ce n'est qu'à ce point de vue que l'esprit, dominant toute la phénoménie morbide des maladies paludéennes, pourra différencier ce qui est particulier à telle ou telle forme d'avec ce qui est commun à toutes, et arriver ainsi à la connaissance de ses caractères essentiels et fondamentaux.

C'est d'après ces principes que nous allons maintenant hasarder un coup d'œil sur les divers modes de manifestation de l'intoxication tellurique. Dans cette rapide excursion à laquelle nous allons nous livrer, nous nous tiendrons toujours à un point de vue assez élevé pour ne toucher qu'aux faits les plus culminants et ne saisir que les phénomènes les plus généraux et les plus constants de l'impaludation.

II.

La première chose qui frappe lorsqu'on étudie les effets généraux des influences paludéennes ou géo-toxiques, c'est une modification plus ou moins profonde que subit l'organisme dès qu'il se trouve exposé depuis quelque temps à leur action ; modification qui s'exprime *physiologiquement* et *pathologiquement* par des caractères plus ou moins marqués, mais toujours réels et constants.

Physiologiquement : ce sont la décoloration des tissus — le ramollissement des chairs — la pâleur jaunâtre et la bouffissure de la face — la paresse des fonctions — la prédominance de la circulation veineuse générale — et, enfin, une espèce d'imminence plus ou moins prochaine aux suffusions hydropiques. En un mot, c'est une *diathèse séreuse* plus ou moins prononcée, consti-tuant, pour ainsi dire, le tempérament ou le nouvel état physiologique des individus impaludés.

Pathologiquement : ce sont des manifestations mor-bides sous toutes les formes et à tous les degrés ; ma-nifestations revêtant tantôt le caractère aigu, tantôt le caractère chronique. A l'état aigu : ce sont des réactions synergiques plus ou moins violentes se jugeant ordinairement soit par des sueurs abondantes et profu-ses, soit quelquefois par des diarrhées plus ou moins copieuses. A l'état chronique : ce sont des œdèmes, des anasarques, des ascites, des épanchements pleuréti-ques, etc., etc., sans symptômes réactionnels sensible-ment appréciables ; en un mot, ce sont des flux séreux de toutes sortes apparaissant soit avec le caractère py-rétique comme judication d'accès de fièvre parfaite-ment marqués, soit avec le caractère apyrétique, comme produits d'actes lents et silencieux de l'organisme.

Or, que voyons-nous de saillant et de caractéristi-que dans ces expressions les plus générales de l'intoxi-cation paludéenne ? qu'est-ce qui paraît en constituer le fonds essentiel et constant ?

Sont-ce des phénomènes de calorification , de circulation? Non. Sont-ce des phénomènes traduisant une
phlegmasie organique quelconque ou une augmentation
des principes riches et plastiques du sang? Encore
moins. Mais ce qui aparaît constamment, ce qui est
commun à l'état physiologique comme à l'état pathologique ; ce qui se remarque dans la forme aiguë comme
dans la forme chronique , c'est une altération du sang ,
caractérisée par l'augmentation de ses principes séreux.
— En un mot, ce sont des *flux séreux* de toutes sortes,
tantôt s'épanchant dans l'économie sous forme de suffusions ou de collections hydropiques, tantôt s'en élimi-
nant sous la forme de diarrhée ou de sueurs plus ou
moins abondantes.

Sans doute, ce ne sont pas là les seuls phénomènes
expressionnels de l'impaludation ; il en est d'autres qui
en sont, dans certains cas, la traduction caractéristique,
et qui peuvent être pour le médecin la source d'indications curatives fondamentales , mais ils n'appartiennent
qu'à telle ou telle forme, ou bien à telle ou telle mode
de manifestation. Et, sous ce rapport , ils ne sauraient
servir de base à l'établissement des caractères essentiels
et fondamentaux des fièvres intermittentes.

Des flux séreux : Voilà donc le fait le plus général
que l'observation permet de constater dans l'étude de
l'intoxication paludéenne. Voilà ce que Cullen lui-même
avait déjà signalé comme un phénomène de première
importance dans la symptomatologie des fièvres. Malheureusement ce fait est resté à l'état de fait brut, qu'on
a rangé à côté d'autres faits, sans en tirer aucune conclusion , sans chercher à l'interpréter et à connaître sa
valeur. Et cependant, c'est là la clef de la pathologie pa-

ludéenne ; c'est là que gît la solution d'une grande partie du problème des fièvres.

Qu'est-ce donc que cet élément séreux qui apparaît comme le fait dominant et culminant de l'intoxication tellurique ? Est-ce un simple phénomène brut, faisant seulement nombre dans le groupe des autres phénomènes de la fièvre ? Est-ce un simple accident n'ayant d'autre valeur que celle qu'il tire intrinsèquement de lui-même ?

Il est évident que nous ne saurions l'envisager ainsi, et que, pour celui qui veut étudier les fièvres avec cet esprit d'observation philosophique et d'induction que les modernes ont remplacé par le plessimètre , le microscope et les réactifs chimiques , il est impossible de ne pas reconnaître dans ces flux séreux autre chose qu'un simple phénomène accidentel, portant, en lui-même, tous ses enseignements séméiotiques. Il est impossible de ne pas y voir le produit d'une élimination en vue de laquelle s'accomplissent tous ces actes intimes qui constituent l'accès de fièvre , actes intimes qui sont plus ou moins appréciables , plus ou moins cachés, mais qui sont toujours réels et constants.

Voyez plutôt : voilà un accès de fièvre intermittente parfaitement caractérisé dans ses diverses expressions symptomatiques. A un premier stade de frisson a succédé une réaction synergique des plus considérables. — Tous les organes sont pris , toutes les puissances vitales sont en jeu, — c'est une peau sèche et brûlante ; un pouls vif et concentré ; une langue sèche et gastritée ; — ce sont des douleurs lombaires et épigastriques ; — c'est une céphalalgie atroce, avec yeux brillants , battements artériels , délire , etc. — Il y a de l'oppression et un peu de toux ; — la plupart des évacuations et des sécrétions sont suspendues ; toute l'économie, en un mot, semble aux prises avec un danger imminent.

Dans cet état de choses, pourquoi ne vous effrayez-vous pas ? Pourquoi n'intervenez-vous pas énergiquement avec tous vos moyens de répression et de jugulation, comme vous le feriez dans une autre affection ? C'est que vous en connaissez la marche naturelle et la terminaison ordinaire ; c'est que vous savez que tous ces phénomènes ne sont pas sans but, et que tout ce déploiement formidable de puissances réactionnelles n'a qu'une durée courte et cèdera bientôt lorsque viendra à se manifester la diaphorèse cutanée. — Et, en effet, la sueur apparaît, et immédiatement la fièvre tombe, le pouls se ramollit, la langue s'humecte, la céphalalgie disparaît, et tout rentre dans l'ordre comme par enchantement sans laisser d'autre trace sensible que celle d'un léger abattement qui ne tardera pas à se dissiper.

Eh bien ! Je le demande, que signifie cette sueur ? n'apparaît-elle pas comme l'expression d'un phénomène judicateur réel ? ne se montre-t-elle pas comme le dernier terme et le but d'une série d'actes synergiques dont l'intoxication paludéenne est la cause ou le principe ! Et dès-lors qu'y a-t-il de si contraire aux préceptes d'une bonne physiologie médicale que de considérer cette sueur comme l'élément essentiel de cette forme expressionnelle de la fièvre, et son élimination comme le but déterminé en vue duquel se déroule cette série d'actes qui la constituent ?

Sans doute toutes les formes et toutes les variétés de la fièvre paludéenne ne s'expriment pas avec des carac-

tères de fonctionnalité morbide, aussi parfaitement saisissables. Il en est dans lesquelles les phénomènes réactionnels sont à peine ou nullement sensibles ; il en est
dans lesquelles la sueur est remplacée soit par la diarrhée, soit par des suffusions hydropiques ; mais cette
diversité de manifestation qui devient de plus en plus
grande au fur et à mesure qu'on s'éloigne des cas-types,
ne peut point faire perdre à la fièvre le caractère essentiel qui la constitue. Si tout en haut de son échelle de
caractérisation elle doit être considérée comme une
vraie fonction morbide dont la sueur est le dernier terme, il doit en être de même au degré le plus inférieur,
là où les phénomènes réactionnels manquent complètement, et où la sueur est remplacée par tout autre mode
d'élimination.

En regard de cette manière de considérer la fièvre,
essayez, maintenant, de placer celle qui découle de l'é-
tude anatomique des symptômes considérés exclusivement en eux-mêmes, et en dehors de leur caractère de
fonctionnalité : que verrez-vous ? ce seront des manifestations symptomatiques les plus variées, les plus différentes et les plus dissemblables possible. Chez l'un, les
troubles de la circulation, de la calorification et de l'innervation seront fortement caractérisés, tandis qu'ils
seront à peine appréciables chez un autre. D'autres fois
vous n'aurez qu'un seul symptôme apparent ; mais chez
l'un, ce sera du côté de la poitrine, chez un autre, ce
sera du côté de l'abdomen. Quelquefois vous ne pourrez
rien saisir de particulier ni d'un côté, ni de l'autre ;
tout se passera pour ainsi dire dans le mystérieux si-
lence de l'organisme.

Sous le rapport des lésions matérielles ; même varia-

tion, même insignifiance. Tantôt vous aurez à constater
des désordres anatomiques sur tel ou tel organe, et
tantôt vous n'en verrez aucun... Examinez-vous la rate,
ce point de mire de toutes les investigations modernes?
Ce sera encore des mécomptes et des incertitudes : ici
des engorgements énormes, là rien d'appréciable au
plessimètre le plus scrutateur.....

Eh bien ! où trouver dans tout cela quelque chose qui
soit assez constant, assez invariable, pour servir à caractériser l'affection, et à vous donner une idée de sa
nature? Et cependant, c'est dans la considération anatomique des symptômes et des désordres matériels que
les médecins s'acharnent encore à chercher les caractères et la nature des fièvres ; c'est par leur énuméra-
tion qu'on essaie encore à la définir de nos jours.

Nous ne contestons pas l'utilité et la nécessité d'avoir
toujours égard aux symptômes et aux lésions anatomiques, soit pour éclairer quelquefois le diagnostic, soit
pour y puiser des indications curatives très souvent urgentes et impérieuses, mais ce n'est point là qu'on doit
aller chercher ses caractères essentiels et fondamentaux ; ce n'est point dans de simples signalements anatomiques qu'on trouvera jamais une conception satisfaisante des divers modes expressionnels de l'intoxication paludéenne.

L'étude des phénomènes, répétons-le de nouveau, ne
signifiera rien, ne mènera à rien tant qu'on ne les con-
sidérera pas du point de vue de leur but fonctionnel ;
c'est là une des grandes vérités formulées par l'école
hypocratique ; c'est là un des grands préceptes de cette
philosophie des causes finales, à laquelle les railleries
n'ont pas manqué, mais qui n'en sera pas moins la

philosophie la plus belle dans ses principes doctrinaux, comme la plus satisfaisante dans ses applications pratiques.

Or, comme l'élimination séreuse constitue le but fonctionnel de toutes les manifestations paludéennes, quelles que soient leurs formes expressionnelles ; et quel que soit leur degré de caractérisation, il en résulte que c'est cette élimination séreuse qui constitue, en dernière analyse, ce qu'il y a de plus radicalement important à considérer dans l'étude de l'intoxication tellurique. Hors de cette voie nous n'entrevoyons pas de solution possible, à ce qu'on a appelé le problème si compliqué des fièvres intermittentes.

Maintenant, comment s'effectue cette élimination séreuse ? quel est son mode de manifestation ?

Dans les fièvres intermittentes qui sont ce qu'on appelle franches, légitimes, dégagées de toute complication, le mode de cette élimination est parfaitement marqué ; il consiste dans une diaphorèse cutanée plus ou moins abondante. Aux périodes de concentration et d'expansion, succède une troisième période caractérisée par des sueurs judicatrices plus ou moins profuses. C'est là ce qu'on pourrait appeler la manifestation-type de l'intoxication paludéenne. C'est celle là que les auteurs ont prise pour modèle de leur définition.

Mais il n'en est pas toujours ainsi. Soit que les organes éliminateurs de la peau, prostrés dans leur fonction spéciale ne répondent point à l'appel et au but des autres phénomènes réactionnels, soit que, par suite d'une prédisposition particulière, les éliminations aient une tendance plus grande à se faire par la muqueuse intestinale, la troisième période se manifeste par un autre modé fonctionnel ; au lieu de voir apparaître des sueurs, comme dans le cas précédent, vous verrez apparaître des diarrhées séreuses plus ou moins abondantes, diarrhées séreuses qui peuvent être considérées, avec raison, comme de vraies sueurs intestinales, ne différant des sueurs cutanées que par la différence de leur siége.

D'autres fois ce sera tout autre chose. Vous serez appelé près d'individus qui ont été exposés à toutes les influences de l'impaludation....; d'après les renseignements qui vous sont donnés, d'après l'analyse des symptômes, d'après la constitution médicale régnante, vous ne pouvez vous méprendre sur la nature de l'affection, pour peu que vous ayez l'habitude de la pathologie paludéenne : c'est une vraie fièvre intermittente, c'est une maladie à quinquina..., et cependant vous ne voyez apparaître ni diarrhée séreuse, ni sueurs judicatrices. Mais examinez bien votre malade ; palpez le ventre , percutez et ausculez la poitrine, et vous serez tout surpris de rencontrer, soit un peu d'œdème aux extrémités , soit un commencement d'ascite, soit un œdème pulmonaire, soit un épanchement pleurétique , soit toute autre suffusion ou collection hydropique.

C'est qu'alors la fluxion judicatrice, empêchée dans sa complète manifestation, par une cause quelconque, telle que le froid, l'humidité, etc., s'est arrêtée en chemin, (œdème anasarque), ou bien encore, appelée sur un autre organe par quelqu'*épine irritative* préexistante , elle a pu s'y déposer sous la forme de collection hydropique (ascite, épanchement pleurétique). Mais ici, comme dans la manifestation sudorale, le phénomène est essentiellement le même dans ce qui constitue sa nature ; c'est une fluxion séreuse, suscitée par une fonction pathologique, dans un but d'élimination judicatrice. Il n'y a de différence que dans les organes qui en sont le support. Au lieu d'arriver jusqu'à la peau, elle s'arrête dans le tissu cellulaire sous-cutané, ou bien elle s'effectue sur un organe ou dans quelque cavité, par suite de conditions particulières. Mais, encore une fois, cette différence de support n'ôte point à la maladie son caractère de fonctionnalité morbide, et à la fluxion séreuse, son caractère de phénomène judicateur.

Ceci ne veut point dire que toutes les diarrhées, que toutes les collections ou suffusions hydropiques qui apparaissent dans le cours des fièvres et dans les contrées marécageuses sont *toujours* le produit d'une élimination judicatrice. Nous savons qu'il y a des diarrhées qui sont symptomatiques d'une lésion organique ou fonctionnelle de la muqueuse intestinale, et que le sulfate de quinine ne couperait pas. Nous savons qu'il existe des hydropisies générales ou partielles qui dépendent évidemment de quelqu'altération des solides ou des liquides étrangers à l'intoxication paludéenne, du moins directement, et qui n'existent dans le cours des fièvres qu'à titre de complication ou de coassociation morbide. — Mais ces affections sont beaucoup plus rares qu'on ne l'a pensé jusqu'à ce jour. Depuis que notre attention est dirigée sur cette importante question pratique, nous en avons si peu observé que nous sommes convaincu que la plupart des diarrhées et des flux hydropiques qui sont considérés aujourd'hui, soit comme des individualités pathologiques distinctes, soit comme des complications ou des états morbides consécutifs aux fièvres, ne sont autre chose que des produits immédiats de la judication paludéenne. Nous y reviendrons un peu plus loin.

Maintenant, autre question : cette élimination séreuse dont nous venons d'énumérer les principaux modes expressionnels, existe-t-elle toujours? — Est-ce un phénomène que l'on doive rencontrer constamment dans les maladies paludéennes? ou en d'autres termes, aurons-nous *toujours*, comme manifestation de la fièvre, soit des sueurs, soit de la diarrhée, soit des épanchements hydropiques? Oui, il en sera toujours ainsi, lorsque les puissances fonctionnelles seront parfaitement libres dans leur action, et que rien ne viendra en contrarier les tendances normales.

Mais comme il n'est pas toujours donné à la nature médicatrice d'arriver au dernier terme de ses efforts curateurs, ou si vous aimez mieux, comme il n'appartient pas toujours à une maladie de parcourir complétement et franchement la série entière de ses phases successives, l'élimination séreuse peut manquer, dans certains cas, de la même manière que peut manquer l'éruption cutanée dans les fièvres varioliques, sans que, pour cela, elle cesse d'en être le phénomène essentiel et caractéristique. Mais alors quelques circonstances se sont opposées à son apparition, et la maladie revêt, dès ce moment, non seulement des allures particulières, mais encore un caractère de gravité plus ou moins sérieux.

Pour que l'élimination judicatrice s'opère, plusieurs conditions physiologiques sont nécessaires. Il faut d'abord que certains actes synergiques se développent dans l'économie, et ensuite que les organes ou appareils qui sont chargés des fonctions éliminatrices, répondent à l'appel et au but de ces actes.

Or, cette dernière condition peut manquer. Les organes éliminateurs peuvent être prostrés dans leurs fonctions spéciales par une cause quelconque, et rester complétement muets en présence des efforts réactionnels de l'organisme ; c'est ce que vous observez dans les vraies fièvres pernicieuses. L'économie a beau répondre au stimulus morbifique par un déploiement considérable de phénomènes réactionnels, tous les accidents fébriles ont beau se développer avec intensité, et attester une lutte énergique de la part du système, vous ne verrez survenir aucun phénomène indicateur, ni d'un côté, ni de l'autre ; des symptômes, mais pas de produits : les évacuations normales sont même quelquefois suspendues. Dans ces cas, deux choses peuvent arriver :

Ou bien l'organisme succombe dans ce premier effort, par la sidération complète de son principe de vie ; ce sera un accès foudroyant. Ou bien, cette sidération, n'ayant pas lieu immédiatement, la réaction peut tomber par l'épuisement des forces qui la mettent en jeu, et l'économie peut rentrer en apparence dans les conditions de la convalescence. Mais alors, prenez-y garde : comme il n'y a pas eu d'acte judicateur, comme il n'y a pas eu d'élimination séreuse, vous êtes certain qu'après un certain temps de repos, les réactions recommenceront de plus belle, pour constituer un nouvel accès auquel l'économie ne résistera probablement pas. C'est en vain que vous tirerez du sang par tous les bouts, vous ne remplirez que des indications secondaires en agissant contre l'élément fluxionnaire sanguin, mais vous ne conjurerez pas le danger.

S'il est une indication fondamentale, impérieuse, urgente, c'est la provocation, s'il en est temps encore, des phénomènes judicateurs, c'est la détermination d'une élimination séreuse opportune et en rapport avec l'intensité de la cause morbifique. Et, disons-le de suite, une fièvre intermittente, quelqu'effrayants qu'en soient les accès, ne deviendra jamais pernicieuse si des éliminations suffisantes et de bonne nature peuvent avoir lieu.

Nous disons suffisantes et de bonne nature ; parce que vous observerez souvent de légères transpirations pendant le cours ou sur la fin d'un accès pernicieux, sans que, pour cela, la terminaison mortelle puisse être conjurée. Mais ce ne sont pas là ces sueurs critiques et de *bon aloi*, que les anciens ont si bien décrites, et qui s'harmonient avec un pouls *aisé* et *assoupli*, quoique développé. Ce sont des sueurs froides, partielles, inégales, plutôt symptomatiques que judicatrices : ce sont les sueurs d'une pénible agonie.

D'autres fois, au contraire, les éliminations seront énormément abondantes. Ce seront ou des sueurs continuelles et profuses, ou des selles dyssentériques sans interruption, ou d'autres évacuations que rien ne pourra vaincre ; et cependant la terminaison mortelle surviendra rapidement, comme cela s'observe dans ce qu'on a appelé fièvres pernicieuses diapharétiques, dyssentériques, cholériques, etc., etc. ; mais ce ne sont pas là de vraies fièvres *pernicieuses*, ce sont des fièvres *rapidement mortelles*, soit par l'exagération de leurs actes judicateurs, soit par la complication d'un élément morbide grave. Et ceci n'est point une distinction spécieuse dans le but de sauvegarder, par un artifice de dénomination, notre manière de considérer la *perniciosité* dans les maladies paludéennes. A notre point de vue, la fièvre pernicieuse est une maladie *incomplète*, tandis que les fièvres diaphorétiques, dyssentériques, etc., sont *complètes* dans leur évolution pathologique. Là, la mort arrive par défaut d'élimination judicatrice , c'est là du moins sa cause conditionnelle ; ici, au contraire, c'est l'élimination elle-même qui tue , soit par son exagération , soit par sa localisation sur un organe déjà plus ou moins profondément malade, ou plus ou moins indispensable à la vie. Cette différence, comme on le voit, est énorme ; elle établit une ligne de démarcation bien tranchée entre des affections qui n'ont de commun entre elles que la rapidité de leur terminaison mortelle.

Voilà pour la fièvre pernicieuse. Il nous reste à voir ce que c'est que la rémittence et la pseudo-continuité.

Eh bien ! ici, même théorie, même application. Nous avons vu, que dans la fièvre pernicieuse, les organes éliminateurs sidérés ou opprimés dans leurs puissances fonctionnelles , restaient complètement muets en présence des efforts réactionnels de l'organisme. Mais il peut se faire que ce mutisme ne soit pas entièrement complet, et qu'une légère élimination puisse encore s'effectuer. Mais cette élimination n'étant pas en rapport avec l'intensité de la réaction , n'aura pas puissance judicatrice suffisante. Elle pourra suffire pour juger la léthalité immédiate, et empêcher que la fièvre ne soit pernicieuse, mais elle ne suffira pas pour juger complètement l'accès. Celui-ci se prolongera soit en présentant des exacerbations et des intermittences périodiques, soit d'une manière continue, jusqu'à ce que survienne un mouvement judicateur suffisant. C'est à ces modalités pathologiques qu'on a donné le nom de fièvres rémittentes et pseudo-continues. Elles tiennent , comme on le voit, le milieu entre les fièvres paludéennes à solution judicatrice complète, et les fièvres dans lesquelles cette solution manque.

Cette manière de considérer la remittence et la pseudo-continuité diffère essentiellement des opinions qui sont professées aujourd'hui dans la science. On pense généralement que les accès d'une fièvre simple, en se renouvelant et en se répétant, déterminent du côté des organes internes des congestions ou irritations qui deviennent la cause d'un mouvement fébrile continu sur lequel vient s'enter l'accès intermittent; à ce compte, une fièvre tierce, par exemple, deviendrait successivement quotidienne, remittente et enfin pseudo-continue, par le seul fait de la répétition des accès.

Cette théorie est sans doute facile et séduisante, et nous comprenons que faute de mieux on l'ait adoptée; mais elle est vicieusement entachée d'une erreur d'observation clinique, et d'une erreur de physiologie pathologique que nous devons faire ressortir.

Erreur d'observation : parce qu'il n'est pas vrai qu'une rémittente ou une pseudo-continue ait commencé par être tierce ou quotidienne. Ce qui pourrait être vrai, se serait précisément l'inverse. Depuis huit ans que nous étudions les fièvres comme médecin traitant dans nos hôpitaux militaires de l'Algérie, nous n'avons jamais constaté ce mode de transformation. Nous avons toujours vu les fièvres rémittentes et pseudo-continues apparaître d'*emblée*. Elles sont telles, dès le premier accès, et ce n'est qu'ensuite qu'elles pourront peut-être prendre le type tierce ou quotidien, lorsque, sous l'influence du traitement, ou des efforts spontanés de la nature, des éliminations judicatrices auront pu s'effectuer dans de certaines mesures.

Erreur de physiologie morbide : parce que le mouve-

ment fébrile que vous attribuez gratuitement à des lésions viscérales, qui elles-mêmes ne sont rien moins que
prouvées, est tout-à-fait contraire aux conditions physiologiques qui régissent la pathologie algérienne.

En France et dans nos contrées salubres, vous verrez
peu d'états congestionnels et pas d'inflammations, sans
une réaction plus ou moins considérable ; ici, au contraire, beaucoup de mouvements fluxionnaires, beaucoup de raptus sanguins, mais pas de réaction appréciable. C'est que, sachons le bien, la réaction symptomatique a ses conditions matérielles d'existence ; les
modifications anatomiques de structure ne lui sont pas
suffisantes, il lui faut la présence de certains éléments
du sang. Or, c'est ce qu'elle ne rencontre pas dans nos
contrées vierges ou paludéennes de l'Algérie. Ici, les
influences géo-toxiques, favorisées dans leur action par
la chaleur du climat, ont pour effet de modifier le sang
dans ses principes riches et plastiques, et de lui faire
perdre, ainsi, les éléments conditionnels d'une réaction
inflammatoire ; c'est ce que les investigations de la chimie ont démontré ; c'est ce qu'a remarqué de son côté
l'observation clinique.

Dès lors, comment admettre qu'une simple congestion qui est si *fugitive* devant une dose de quinine, et à
laquelle, d'ailleurs, l'élément paludéen a enlevé tout
caractère réactionnel, puisse entretenir cette continuité fébrile qui forme le cachet des maladies dont
nous parlons ? C'est là, à notre sens, une erreur étiologique d'autant plus sérieuse qu'elle conduit logiquement à une erreur thérapeutique plus ou moins grave
selon l'énergie que l'on mettra à attaquer la soi-disant
cause génésique de la continuité fébrile.

La théorie de l'irritation pour expliquer la rémittence et la pseudo-continuité ne nous semble donc nullement satisfaisante. Elle nous apparaît comme le dernier reste de cet héritage que nous a légué le matérialisme médical de l'école organicienne ; de cette école qui enseignait que toutes les fièvres paludéennes étaient dues à des irritations ou à des lésions viscérales.

Si une expérience mieux éclairée et des doctrines plus saines ont fait justice de cette théorie pour la classe des fièvres franchement intermittentes, pourquoi l'avoir conservée pour la classe des rémittentes et des pernicieuses ? Pourquoi avoir placé celles-ci en dehors de la loi commune, et les soumettre à des lois exceptionnelles que rien ne justifie ?... Si les fièvres intermittentes peuvent s'expliquer sans l'intervention d'une lésion anatomique appréciable, nous pensons qu'il doit en être de même des pernicieuses et des pseudo-continues. Les unes comme les autres sont soumises, et cela doit être, aux mêmes conditions génératrices. Elles ne diffèrent les unes des autres, du moins dans ce qu'elles ont de visible et de saisissable, que par l'absence ou le degré de caractérisation de leur phénomène judicateur. L'élimination séreuse est-elle complète ? vous avez la fièvre franchement intermittente ; — est-elle imcomplète et insuffisante ? c'est la fièvre rémittente ou pseudo-continue ; — manque-t-elle complétement, les réactions étant violentes ? c'est la fièvre pernicieuse proprement dite.

Voilà, à notre sens, l'idée la plus haute, la plus générale et en même temps la plus simple que nous puissions nous former des trois grandes modalités pathologiques par lesquelles s'expriment les fièvres paludéennes. Elle repose exclusivement, comme on le voit, sur le rôle que joue l'élimination judicatrice, c'est-à-dire sur le phénomène essentiel et caractéristique de l'impaludation.

Maintenant que ces différentes modalités pathologiques coexistent quelquefois, et même très souvent si vous le voulez, avec des lésions anatomiques plus ou moins graves, qui leur impriment des allures anormales et qui en reçoivent, à leur tour, une influence fâcheuse, c'est ce que nous ne contestons pas ; c'est ainsi, par exemple, qu'une affection organique peut imprimer un certain cachet de gravité à une fièvre qui eût été simple et bénigne par elle-même, comme aussi le plus petit et le plus léger accès fébrile, en se déclarant chez un individu atteint de quelque lésion d'un des grands centres nerveux, peut produire immédiatement la mort, sans qu'on puisse dire, pour cela, que l'accès ait été *pernicieux*.

C'est là une chose qu'il est important de ne pas perdre de vue, soit dans l'étude des causes génératrices de la fièvre intermittente, soit dans l'établissement de son diagnostic. Car pour peu qu'on ait de la tendance à vouloir, à tout prix, localiser les fièvres, on peut prendre pour leur cause déterminante, des lésions qui en sont généalogiquement indépendantes, comme aussi, on peut rejeter sur le compte de la perniciosité, des accidents qui ne sont réellement dus qu'à la présence de quelque grave complication. Or, comme dans cette dernière circonstance, des éliminations séreuses peuvent encore s'effectuer dans une certaine mesure, on peut considérer comme faux et erronné le caractère sur lequel nous avons fondé la perniciosité dans les fièvres paludéennes.

Après cet aperçu général sur la manière dont nous concevons les maladies d'impaludation , nous allons descendre à quelques détails plus particuliers sur celle de ces trois grandes modalités pathologiques qui est la plus fréquente et la plus ordinaire , nous voulons parler de la modalité à judication complète , autrement dit, de la fièvre intermittente.

Nous avons dit que nous appelions fièvres intermittentes des maladies paludéennes dans lesquelles il sur-venait des éliminations séreuses suffisantes pour juger complétement le mouvement fébrile plus ou moins appréciable auquel on donne le nom d'accès de fièvre.

Ces éliminations séreuses peuvent s'effectuer par différentes voies et sur différents organes ; tantôt elles s'effectueront à la péripherie et consisteront dans une diaphorèse générale plus ou moins considérable. Tantôt elles auront lieu sur la muqueuse intestinale sous la forme de diarrhée séreuse plus ou moins abondante. D'autres fois on les observera dans une partie du tissu cellulaire ou bien encore dans une cavité séreuse soit sous la forme de suffusion , soit sous la forme de collection hydropique. De là plusieurs modes d'élimination qui porteront des noms différents selon l'organe ou le tissu qui sera plus spécialement le siége ou le support de ses produits. Ainsi donc nous aurons :

1° Des fièvres à manifestation sudorale ;

2° Des fièvres à manifestation diarrhéique ;

3° Enfin, des fièvres à manifestation hydropique.

Quelques considérations générales sur chacune de ces trois formes de manifestation.

III.

DE LA MANIFESTATION SUDORALE.

La manifestation sudorale est, sans contredit, la forme la plus commune et la plus ordinaire que tendent à revêtir les maladies paludéennes. C'est elle que l'on rencontre à peu près toujours, lorsque les éliminations judicatrices ne sont point contrariées dans leur manifestation normale, ou appelées ailleurs par des circonstances particulières ou des prédispositions individuelles. Aussi, peut-on la considérer avec quelque raison comme étant la forme normale et favorite de l'intoxication, c'est-à-dire comme étant celle vers laquelle tendent généralement les efforts curateurs de la nature.

Sous le rapport de ses expressions symptomatiques, elle est parfaitement connue. C'est elle qui a fourni aux médecins qui ont écrit sur la fièvre intermittente, la description qu'ils nous ont donnée de cette maladie. C'est dans cette forme, en effet, qu'on rencontre le plus généralement et d'une manière la plus caractéristique, les trois stades qui constituent le type du paroxysme fébrile, c'est-à-dire le frisson, la chaleur et la sueur. Seulement, on n'a pas donné à ces phénomènes la valeur que nous a fait apercevoir l'étude des manifestations paludéennes, lorsqu'on les envisage du point de vue de leur but fonctionnel ou de leur finalité.

Pour la plupart des médecins, je dirai même pour tous, le frisson, la chaleur et la sueur, sont trois phénomènes bruts ayant tous la même importance, comme symptômes expressionnels, et ne servant à autre chose qu'à plus ou moins bien caractériser la fièvre. Aussi, s'est-on attaché à les étudier aussi minutieusement que possible dans leurs divers signalements anatomiques.

Pour nous, ces trois phénomènes doivent être considérés sous un point de vue différent, et sont loin d'avoir entre eux la même valeur. Le frisson et la chaleur sont des phénomènes secondaires et accessoires de la maladie. Ils expriment le degré de susception et de réaction du système, et sont subordonnés dans leur existence et leur degré de caractérisation, aux diverses conditions organiques de l'individu. Nuls ou à peine appréciables chez les malades affaiblis, usés et détériorés par les influences paludéennes, ils sont fortement caractérisés chez les individus qui possèdent encore une riche puissance de plasticité. — Tandis que la sueur est un phénomène essentiel et fondamental ; elle exprime le but vers lequel tend la maladie ; c'est en vue de ce phénomène que tous les autres ont lieu ; elle ne doit pas plus manquer que ne doit manquer l'éruption pustuleuse dans la fièvre variolique.

La connaissance de ces caractères distinctifs est de la plus haute importance pour le praticien ; car elle fixe son attention sur ce qu'il y a de plus sérieux à considérer dans les maladies paludéennes ; elle lui apprend à ne s'occuper des phénomènes variables et conditionnels qu'en vue d'y puiser des indications tout-à-fait secondaires, et à se préoccuper tout particulièrement du phénomène essentiel et nécessaire qui est l'élimination su-

dorale. La grande affaire pour lui, l'affaire majeure,
principale, ne sera donc pas de savoir si le frisson a été
plus ou moins sensible, et la réaction plus ou moins vio-
lente, mais ce sera de savoir si les sueurs ont été oppor-
tunes, copieuses, et suffisamment abondantes. Car, il
faut qu'il le sache bien, ce n'est qu'à cette condition
capitale, que la judication de l'accès sera complète, et
que la guérison de la maladie sera possible, quelle que
soit d'ailleurs la médication employée.

Mais quelle doit être le degré d'abondance de cette
élimination, et dans quelle mesure doit-elle s'effectuer
pour avoir puissance de judication suffisante ?

Ce degré, comme on le pressent bien, ne peut être
que présumé, et doit subir de nombreuses variations selon les divers degrés de l'intoxication. Si celle-ci est faible, il est clair qu'une faible élimination suffira pour en
juger les accès, tandis que cette élimination devra être
plus copieuse et plus abondante si l'intoxication est plus
profonde et plus considérable. C'est ainsi que la quantité
de sueur qui s'effectue dans le paroxysme d'une fièvre
remittente, et qui ne sert tout au plus qu'à conjurer la
perniciosité, pourra être largement suffisante pour juger
un de ces légers accès fébriles qui se manifestent sporadiquement hors des foyers paludiques. A Dellys, par
exemple, qui passe avec raison pour une des localités
les plus salubres de l'Algérie, il est rare que les sueurs
judicatrices y soient abondantes et profuses ; elles se ré-
duisent quelquefois à une simple moiteur de la peau,
dont le malade souvent n'a pas conscience, ou qu'il attribue à la chaleur du lit.

C'est dans ces circonstances et à ce premier degré de
caractérisation de la forme sudorale, que l'on pourrait

mettre en doute la réalité de l'existence d'une sueur judicatrice. Mais si on veut se donner la peine de l'attendre
au moment où elle doit apparaître , on est sûr qu'on en
constatera toujours l'existence. Seulement qu'on ne s'at-
tende pas à ces sueurs copieuses qui sont l'expression
d'une influence pyrétogénésique plus considérable, ce
sera tout simplement une transpiration plus ou moins
légère et fugace qu'on pourrait, effectivement, attribuer
à la chaleur du lit, si elle ne revêtait pas des allures périodiques.

C'est dans ces cas, en effet, que la *périodicité,* cet autre phénomène secondaire et expressionnel des maladies
paludéennes, est d'un précieux secours pour l'établissement du diagnostic. Ce phénomène suffit à lui seul pour
faire *soupçonner* l'existence d'une fièvre intermittente,
quelque négative que soit la réponse du malade à cet
égard. Mais ne nous y trompons pas , si la constatation
de la périodicité peut faire naître des présomptions plus
ou moins fortes en faveur de l'existence d'une fièvre intermittente, elle ne suffit pas, par elle-même, à la caractériser. Elle en est un des éléments symptomatiques au
même titre que le mouvement fébrile, mais elle n'en est
pas plus que le mouvement fébrile, un caractère irréfra-
gable et infaillible. De même que vous observerez de *la
fièvre* dans d'autres maladies que *les fièvres,* de même
aussi vous observerez de la *périodicité* dans d'autres affections que celles à quinquina. Vous l'observerez dans
les névralgies non paludéennes, dans certaines névroses,
dans les infections purulentes, dans la phthysie pulmonaire, etc. ; et c'est en vain, dans ces cas, que vous ad-
ministrerez ce qu'on appelle improprement l'antipério-

dique, vous ne triompherez jamais de la périodicité de
ces maladies.

C'est qu'il faut autre chose que de la périodicité, pour
constituer une maladie à quinquina, franche et légitime ;
il faut des actes judicateurs, il faut une élimination séreuse : ce n'est qu'à cette condition que cette périodicité en sera un signe réellement caractéristique. D'où
l'on voit, encore une fois, que c'est toujours aux éliminations séreuses qu'il faut en revenir, pour trouver des
caractères essentiels et véritablement pathognomoniques
aux maladies paludéennes.

Maintenant, quelle est la valeur relative de la forme
sudérale ? En d'autres termes, s'il est vrai que les fièvres intermittentes peuvent se juger, soit par des sueurs,
soit par des diarrhées, soit par des hydropisies, est-il
indifférent que la judication s'effectue par l'un ou l'autre de ces trois modes expressionnels ?

Ici, il y a deux choses à distinguer ; il y a la judication de l'accès et la judication de l'affection. L'accès
peut se juger indifféremment par l'un ou l'autre de ces
trois modes de détermination. Mais si nous devons nous
en rapporter à nos observations, nous sommes autorisé
à penser que la forme sudorale doit être considérée comme étant celle qui est, sinon indispensable, du moins la
plus favorable pour la guérison des fièvres paludéennes;
ainsi, depuis que notre attention a été appelée sur ce
point, et depuis, surtout, que nous avons appris à considérer et à traiter la diarrhée séreuse et certains états
hydropiques comme de vrais modes de judication de
l'infection paludique, nous avons cru remarquer qu'il
n'y avait de guérison à espérer et à obtenir qu'autant
que ces formes de judication étaient remplacées par la

forme sudorale ; d'où ils s'ensuivrait que cette dernière
forme doit être considérée, non seulement comme
étant la forme la plus normale et la plus naturelle que
tendent à revêtir les maladies paludéennes, mais encore,
comme étant celle que l'on doit, tout spécialement,
avoir en vue d'obtenir dans le traitement de ces affections.

Il y a d'ailleurs, en faveur de ce précepte, une raison de grande importance pratique ; c'est que l'élimination sudorale peut s'effectuer largement et copieuse-
ment, sans compromettre l'exercice d'autres fonctions,
comme cela a lieu dans la manifestation diarrhéique,
ou sans laisser à sa suite des produits morbides qui con-
stitueront des accidents plus ou moins sérieux selon
l'organe qui en sera le siége ou le support, ainsi que
cela a lieu dans les diverses variétés de la manifestation hydropique.

L'on comprend, dès lors, de quelle importance il est
pour le médecin de déterminer et de favoriser autant
que possible les actes judicateurs sur la surface cutanée,
car nous ne doutons pas que ce ne soit à la méconnais-
sance et à l'inobservance de ce précepte, que l'on doive
attribuer un grand nombre de ces hydropisies, qui ont
fait jusqu'à ce jour le désespoir de la médecine, en échap·
pant à toute espèce d'explications satisfaisantes.

Maintenant, que ce soit, oui ou non, par le seul fait
d'une élimination sudorale que la guérison a lieu, c'est
une question qui peut susciter peut-être une vive controverse, mais nous disons que quelle que soit la série des
actes qu'emploie la nature pour arriver à la guérison, il
est un phénomène matériel et appréciable qui en est la
condition *sine quâ non*, et ce phénomène c'est l'élimi-

nation séreuse. PAS DE GUÉRISON POSSIBLE SANS
CETTE ÉLIMINATION (et peut-être , dirons-nous plus
tard : sans que cette élimination se fasse par la peau),
voilà ce que nous n'hésitons pas à poser dès aujourd'hui
comme une règle universelle et constante dans la thérapeutique des fièvres paludéennes, règle tellement certaine pour nous, que du haut de notre ferme conviction,
nous jetons hardiment à la science le défi de nous montrer un seul fait exceptionnel.

IV.

DE LA MANIFESTATION DIARRHÉIQUE.

Après la manifestation sudorale, la manifestation diarrhéique est celle qui se montre le plus communément.
Mais son degré de fréquence varie singulièrement selon
une foule de circonstances particulières, telles que les
saisons, les localités, les diverses prédispositions individuelles, etc. — Plus commune, en général, vers la
fin de la saison épidémique que dans le commencement,
elle est également plus fréquente lorsque les individus
sont exposés à tout ce qui peut enrayer les tendances
normales à la manifestation sudorale , tels que le froid,
l'humidité et les subites variations atmosphériques. C'est

ainsi que nous la voyons spécialement, à l'époque de nos expéditions d'Afrique, lorsque les colonnes bivouaquent sur un sol humide et par un temps pluvieux.

Au mois d'octobre et novembre 1851, nous reçûmes à l'hôpital de Dellys près de 400 fiévreux provenant de la colonne expéditionnaire qui opérait à l'entrée de la Kabylie. Dans ce moment l'époque des pluies commençait. Les premiers convois ne nous amenèrent presque que des fièvres intermittentes sudorales, mais les convois suivants n'étaient presque composés que de fièvres à forme diarrhéique ou dyssentérique.

Son degré de fréquence varie également selon l'âge des individus. Si elle ne se montre chez l'adulte que par suite d'une prédisposition particulière, ou d'une espèce de suppléance fonctionnelle momentanée; elle paraît, au contraire, constituer la règle normale, dans l'enfance. Les conditions physiologiques propres à cet âge, en donnent la raison suffisante. La plus grande somme d'activité vitale est concentrée sur les organes abdominaux. L'enfant vit spécialement par le ventre, et l'on comprend dès lors que ce soit vers l'intestin qu'aient lieu les déterminations des mouvements fluxionnaires de la fièvre, sans qu'il soit besoin, pour cela, de supposer l'existence de quelque lésion organique quelconque.

Les habitants du nord y sont également beaucoup plus disposés que ceux des contrées méridionales, toutes proportions gardées et à conditions égales de part et d'autre. C'est l'inverse qui existe pour les localisations judicatrices sur la poitrine, ainsi que nous le verrons à propos de la manifestation hydropique. Cette différence de siége des localisations paludéennes, selon qu'on a à faire à des individus de nationalité différente, nous semble dépendre de ce que les localisations paludéennes, quand elles ne s'effectuent pas d'après leur loi de prédilection, suivent, comme toutes les autres localisations morbides, la loi des prédispositions organiques.

Maintenant, comment se traduit extérieurement cette forme de manifestation paludéenne? On se tromperait grandement si l'on s'attendait à rencontrer ici d'une manière plus ou moins marquée, les caractères typiques de la forme sudorale. Et, en effet, rien dans les symptômes expressionnels, ne semble indiquer l'existence d'une fièvre intermittente. C'est un mouvement fébrile à peine sensible quand il n'est pas complètement nul. C'est une périodicité à peine marquée et très souvent nullement appréciable. Tout se borne en un malaise général accompagné d'une diarrhée séreuse plus ou moins abondante. Ce dernier phénomène est la seule chose de réellement caractérisée ; c'est la seule chose qu'accuse le malade. Il fait *clair comme de l'eau*, c'est son expression.

Voilà la forme diarrhéique à son plus grand degré de simplicité, telle qu'on la rencontre ordinairement lorsqu'elle est déterminée par la loi de suppléance fonctionnelle, ou par suite d'une espèce de susceptibilité hypercrinique de l'intestin, sans lésion matérielle appréciable. Mais il n'en est pas toujours ainsi. Assez souvent elle se montre chez des individus qui sont atteints d'affections intestinales, depuis un temps plus ou moins long. Dans ces cas il y a, à la fois, ce qui appartient à l'élément organique de l'intestin, et ce qui est déterminé par l'acte judicateur de la fièvre. La diarrhée est le produit complexe de deux individualités morbides distinctes. Si, alors, les conditions du milieu pathogénésique ainsi que

la connaissance des diverses formes par lesquelles peut
se manifester la fièvre ne viennent pas éclairer le médecin , la portion judicatrice court grandement la chance
de passer sur le compte de la lésion ou de l'affection intestinale.

Cette dernière réflexion s'applique également à la
diarrhée qui se montre, dans l'enfance, à l'époque de
la dentition, très souvent elle est complétement sous la
dépendance du travail dentaire ; mais très souvent aussi
elle appartient, soit en partie, soit en totalité, à cette
forme expressionnelle de la fièvre. Et c'est, souvent,
pour avoir méconnu cette dernière origine que nous
devons attribuer un grand nombre de nos insuccès dans
la thérapeutique de cet âge.

Dans quelques circonstances le médecin peut donc
éprouver quelqu'embarras dans l'établissement d'un diagnostic juste et précis, d'autant plus que dans la manifestation diarrhéique de la fièvre, les symptômes secondaires sont peu ou point prononcés. Mais , comme nous
l'avons déjà dit, ce n'est point à des symptômes subordonnés et variables qu'il doit demander les éléments fondamentaux de son diagnostic , mais bien aux phénomènes essentiels et nécessaires quand cela est possible.
Or, l'existence d'une diarrhée séreuse plus ou moins
abondante sera toujours là pour fixer son attention. Et ,
s'il devait se tromper sur la vraie nature de cette diarrhée, il vaudrait mieux que ce fût en faveur de l'élément paludéen, sauf ensuite à trouver dans l'inefficacité
du sulfate de quinine l'infirmation de son premier diagnostic.

Toutes les fois donc qu'un malade viendra se présen-
ter à vous, accusant de la diarrhée , demandez-lui im-

médiatement s'il fait *clair comme de l'eau*, et sur sa réponse affirmative, n'hésitez pas à soupçonner l'existence d'une fièvre intermittente. Vous pouvez vous tromper sans doute, mais il vous reste une foule d'investigations ultérieures auxquelles vous devez vous livrer, et qui viendront confirmer ce premier soupçon ou l'infirmer, s'il y a lieu.

La première fois que nous eûmes à réfléchir sur ce mode de manifestation de la fièvre intermittente, c'était en 1848, à l'hôpital de Blidah. J'avais dans mon service un militaire du 51ᵉ de ligne, atteint depuis plusieurs mois d'une diarrhée aussi irrégulière que rebelle. Sous l'influence du traitement que je croyais être approprié à la nature de cette affection, la diarrhée s'amendait, se calmait, cessait même pendant un jour ou deux, mais pour reparaître ensuite aussi forte que jamais. C'étaient des alternatives de mieux et de pire, mais pas de guérison. A part ça, le malade n'accusait pas de douleurs et avait quelqu'appetit.

Un jour croyant saisir un peu de chaleur à la peau et un léger mouvement fébrile dont le malade, du reste, n'avait pas conscience, je prescrivis un gramme de sulfate de quinine opiacé à 15 gouttes, et dès le lendemain, la diarrhée fut considérablement amendée (il avait mouillé 3 chemises pendant la nuit.) — Le lendemain et le surlendemain, je renouvellai la dose, et huit jours après, mon homme quittait l'hôpital tout-à-fait guéri.

Etait-ce les 15 gouttes de laudanum qui avaient coupé la diarrhée? Non, sans doute, car nous l'avions employé depuis assez longtemps, sans succès durable, soit en potion, soit conjointement avec d'autres agents astringents. C'était évidemment le sulfate de quinine.

Cette observation ne fut point perdue pour moi, et s'il m'était permis de comparer les toutes petites choses aux toutes grandes, je dirais qu'elle fut pour moi un trait de lumière comme l'avait été, pour Newton, la chute d'une pomme, avant la découverte des lois de la gravitation. Je me mis donc à réfléchir non pas sur les nouvelles propriétés que je pouvais supposer au sulfate de quinine, mais sur la nature de l'affection que j'avais eu à traiter (1).

Je renouvelai donc l'emploi de cette médication toutes les fois que l'analogie m'en démontrait l'indication. Peu à peu mes premiers soupçons devinrent une probabilité, et bientôt j'eus la conviction que certaines diarrhées n'étaient autre chose que des modes de manifestation de la fièvre intermittente.

Mais comment se faisait-il que l'attention des médecins n'avait pas encore été fixée sur la vraie nature de cet état morbide? La raison en est simple. La médecine jusqu'alors n'avait pas encore pu s'exercer dans des conditions d'étude et de réflexion convenables. Les médecins d'Algérie, surchargés de malades dans des proportions incompatibles avec les forces d'un jugement lucide, pouvaient à peine suffire au côté physique de leur tâche. Au milieu de cet encombrement de malades qui se renouvelaient à chaque instant, c'est à peine s'ils avaient le temps d'adresser les questions les

______

(1) Aujourd'hui on est assez dans l'habitude de faire le contraire. Au lieu de se demander si on ne s'est pas trompé sur la nature d'une maladie, on dote le médicament d'une nouvelle propriété. — De là tant de milliers d'observations dont le bénéfice le plus clair est pour celui qui les édite et les imprime.

plus urgentes et les plus pressées (1). Le malade accusait-il, soit de la diarrhée, soit de la dyssenterie, soit des accès de fièvre, vite on notait ces affections comme autant d'individualités morbides distinctes auxquelles on se hâtait d'appliquer la médication courante de chacune d'elles. Ce n'était pas de la médecine, c'étaient des prescriptions au galop. A qui la faute? à qui doivent incomber les insuccès et les revers de cette époque? à coup sûr, ce n'est pas au médecin.

Mais aujourd'hui que le praticien a le temps de *voir* et de connaître son malade, il lui sera peut-être permis de faire ce que n'ont pu faire ses prédécesseurs. Les publications de ces dernières années, si elles n'avancent pas grandement la science, laissent au moins poindre par-ci par-là quelques faits d'observation jusque là inaperçus. On parle de l'existence de mouvements fluxionnaires séreux qui ont lieu, soit du côté du poumon, soit du côté du cerveau. On sait aujourd'hui qu'il existe des œdèmes, des hydropisies qu'on ne saurait rattacher à aucune lésion viscérale, ni à aucune gêne mécanique de la circulation, et qui sont complétement sous la dépendance des fièvres intermittentes. Aujourd'hui on a le temps d'ausculter et de percuter son malade, et l'on commence à s'apercevoir qu'il y a en Afrique beaucoup plus d'affection de poitrine qu'on ne le croyait autrefois. A propos de certaines diarrhées, on prononce les mots de *sueurs internes*. Tout cela, sans

----

(1) Et nous qui nous souvenons de cette époque, nous comprenons mieux que personne tout ce que ces difficultés pratiques ajoutent de *mérite relatif* au *mérite réel* des quelques productions qui ont paru pendant cette première phase de la médecine algérienne.

doute, n'est pas nettement formulé ; la cause généalogique de ces différents phénomènes n'est pas entrevue,
mais tout ça indique déjà un esprit d'observation et
d'examen plus libre dans ses allures et dans son temps,
et auquel il ne manque, peut-être, plus qu'une chose
pour arriver : c'est une méthode moins analytique dans
ses recherches, et plus synthétique dans ses générali-
sations.

Le caractère essentiel, avons-nous dit, de la forme
diarrhéique, c'est de se manifester par des selles clai-
res comme de l'eau ; c'est là, du moins, la sensation
éprouvée par le malade ; mais elles sont assez variables
dans leur aspect et leur couleur ; tantôt, en effet, elles
ressemblent à de l'eau plus ou moins trouble ou jaunâtre ;
c'est comme un lavement conservé pendantquelque temps
et rendu sans produire d'effets. Quelquefois elles sont
plus ou moins verdâtres et accusent la présence d'une
certaine quantité de bile. Ce sont là ces vomissements
bilieux qui se montrent assez souvent dans la fièvre intermittente sudorale, et qui, dans la forme diarrhéique,
s'effectuent par le bas. Quant à leur fréquence, elles varient à l'infini ; tantôt vous n'en aurez que deux ou trois
par jour et ce sera ou le matin ou le soir qu'elles auront
lieu ; tantôt ce seront des selles continues ; tout cela dé-
pend, bien entendu, d'une foule de conditions particulières ; en général, elles sont peu ou point douloureuses.

Les selles présentent quelquefois du sang et des mu-
cosités en assez grande abondance. Lorsque les malades
s'en aperçoivent, ils se disent atteints de dyssenterie ;
mais l'absence des symptômes locaux et généraux propres à cette affection, tels que le ténesme, les éprein-

tes douloureuses, la sensibilité du ventre, les réactions ou la prostration générales, etc., ne permet pas de se méprendre sur la nature des selles. C'est tout simplement une diarrhée séreuse teinte en rouge par une extravasion sanguine plus ou moins considérable. La présence du sang ne change en rien sa nature.

D'autres fois ce ne sera pas seulement une diarrhée séro-sanguinolente que vous observerez, mais ce sera comme du sang pur, à vous effrayer par son abondance. Nous avons vu des malades en rendre près de deux livres à la suite d'un léger accès de fièvre ; ces cas sont fâcheux, et sont presque toujours suivis de la manifestation hydropique.

Cette variété séro-hémorrhagique arrive rarement d'emblée, elle succède ou alterne avec la variété diarrhéique, et s'observe spécialement chez les individus déjà débilisés par les fièvres. Elle présente assez souvent, comme la diarrhée séreuse, une intermittence et une périodicité plus ou moins appréciable. Nous avons actuellement dans notre service des fiévreux, un sergent du génie, entré à l'hôpital pour une fièvre à manifestation diarrhéique, et qui pendant trois jours de suite a rendu chaque matin, près de 800 grammes de sang presque pur. Les selles, assez rares dans la journée, ne contenaient aucune trace de sang. Inutile de dire que tout a cédé au sulfate de quinine.

Maintenant quelles sont les causes de cette hémorrhagie ? Devons-nous les chercher dans un obstacle mécanique à la circulation abdominale par suite d'un engorgement du foie ou de la rate ? Cette théorie qui a pu s'établir et soutenir un moment la discussion, à l'aide de quelques faits de simple coïncidence, s'écroule aujourd'hui devant les milliers d'observations contradictoires que la science enregistre chaque jour.

Et d'abord pour ce qui regarde le foie, les médecins qui ont eu recours à ses engorgements pour expliquer ces sortes d'hémorrhagies, nous semblent s'être trop facilement laisser entrainer par des apparences d'analogies. On a cru que ces hémorrhagies avaient plus ou moins le caractère de la vraie dyssenterie, et devaient être déterminées par les mêmes causes que celles qu'on supposait avoir une influence sur la production de cette dernière affection. Or, comme on pouvait admettre qu'il y avait un rapport de causalité entre les affections du foie, d'une part, et la dyssenterie, d'autre part, en raison de la fréquente coïncidence qui existe entre ces deux maladies, on a cru qu'il devait en être de même pour les hémorrhagies dont nous parlons. C'est là une erreur, et un vice de raisonnement manifestes. D'abord, la présence du sang dans les selles ne suffit pas pour constituer la dyssenterie, c'est un des éléments de la maladie, mais ce n'est pas la maladie elle-même. Et, en second lieu, la science est loin d'avoir démontré dans quel sens on doit établir ce prétendu rapport de causalité entre des affections qui n'ont peut-être entr'elles qu'un simple rapport de concomitance.

Et quant à ce qui regarde la rate, nous contestons tellement son action, même la plus légère, sur la production de ce phénomène que nous considérons, au contraire, les évacuations séro-hémorrhagiques comme une des grandes causes de l'absence ou de la rareté des engorgements spléniques, dans les fièvres qui se manifestent par ce mode expressionnel. Depuis que notre attention est dirigée vers l'étude de cette question étiolo-

gique nous avons constamment observé que les intumescences de la rate s'effectuaient d'autant plus facilement
et plus promptement qu'on avait a faire à une fièvre
dans laquelle les produits judicateurs s'éliminaient d'une
manière moins complète et moins parfaite. Dans quel
mode de manifestation, en effet, verrez-vous les engorgements spléniques les plus fréquents et les plus considérables? c'est dans la manifestation hydropique, c'est-
à-dire dans celle ou les produits judicateurs restent
dans l'économie, tandis que vous en observerez bien
moins souvent dans la forme sudorale et presque jamais
dans la forme diarrhéique ou séro-hémorrhagique. Quelle
est la raison de ce fait? Est-ce que les évacuations intestinales ont sur la rate une action plus directement
dérivative ou désobstruante? c'est possible ; ou bien,
est-ce qu'elles constituent pour les produits judicateurs
une voie plus promte et plus facile à leur complète et
entière élimination? A notre point de vue, c'est plus
probable ; mais quelle qu'en soit la raison, toujours est-
il que ce n'est point dans les engorgements de la rate
qu'on saurait trouver les causes déterminantes des hémorrhagies dont nous parlons.

Serait-ce, alors, dans les altérations d'un sang devenu
plus fluide, ainsi que le pensent quelques praticiens.
Cette opinion nous paraît déjà plus rationnelle. Elle a
au moins, pour elle l'appui, de la plus grande partie des
faits, ainsi que des principales circonstances dans lesquelles apparaît cette sorte d'hémorrhagie. Mais, remar-
quons-le bien, en désignant les altérations du sang, on
n'a pas résolu toute la question, on n'a fait que signaler
la cause conditionnelle du phénomène, c'est-à-dire son
origine, son point de départ, mais on n'a point déter-

miné sa cause immédiate et prochaine ; on n'a pas, non plus , déterminé la loi qui régit sa production et sa localisation, et c'est précisément en cela que consiste l'importance pratique de ces écoulements sanguins.

Pour nous, la cause réelle, efficiente de ce phénomène n'est pas autre que celle qui détermine les éliminations séreuses dans les diverses formes de manifestation de la fièvre ; c'est la conséquence du travail judicateur de l'organisme. Seulement dans ce cas , ce n'est pas la partie séreuse du sang qui forme exclusivement le produit de l'élimination, mais c'est le sang lui-même avec ses diverses parties constituantes, c'est ce liquide qui, en raison de sa fluidité et de sa défibrination, est entraîné tel quel hors du mouvement circulatoire sous l'influence des actes judicateurs de l'économie ; la théorie des fluxions hémorrhagiques paludéennes n'est donc pas autre chose que la théorie même des éliminations séreuses.

Voyez, en effet, dans quelles circonstances s'effectuent ces sortes d'extravasations sanguines. C'est lorsqu'on a affaire à des individus atteints de fièvres d'accès déjà depuis un temps plus ou moins long ; c'est lorsqu'on a affaire à ces modes de manifestation, qui sont généralement l'expression de ce qu'on a appelé l'état lent et chronique de l'intoxication et qui se localisent ordinairement , soit sur l'intestin , soit sur le tissu pulmonaire ou dans une cavité séreuse, ainsi que nous le verrons en parlant de la forme hydropique. Or, c'est précisément là que vont s'effectuer ces épanchements sanguins pour constituer soit des enterrorrhagies, soit des collections séro-sanguines , soit ces hémoptysies et engouements pulmonaires auxquels on donne le nom de pseudo-pneumonies et qui ne sont rien autre chose que des produits rouges des actes judicateurs de la fièvre remplaçant ou accompagnant ses produits séreux.

Et maintenant, examinez-en les allures. C'est une en-terrhorrhagie plus ou moins abondante qui viendra suc-céder tout d'un coup à une diarrhée séreuse et que vous couperez tout net par une dose de sulfate de quinine.

C'est un engouement pulmonaire presque asphyxique qui apparaît et disparaît périodiquement, et qui cèdera merveilleusement au spécifique des fièvres sans laisser à sa suite la moindre petite crépitation.

Eh bien ! pouvez-vous vous méprendre sur les causes déterminantes de ce phénomène ? ne parait-il pas com-plétement subordonné aux actes judicateurs de la fièvre ? Au lieu d'une simple diarrhée séreuse, vous avez eu une diarrhée séro-hémorrhagique ; au lieu d'un œdème séro-pulmonaire déterminé par l'accès, vous avez eu un œdè-me sanguin. Il y a une différence sous le rapport de la coûleur du produit judicateur, mais il n'y en a pas sous le rapport de ses causes déterminantes ; le phénomène est le même dans ce qui en constitue la nature.

Sans doute, les altérations du sang jouent un grand rôle dans la production de ces hémorrhagies, mais quand on les compare avec celles des fièvres graves, des typhus, du scorbut, etc., on doit voir qu'il y a autre chose qu'une simple affaire de dissolution du sang ; il y a quel-que chose que l'état scorbutique ne donne pas et qui ne saurait trouver sa raison satisfaisante que dans ces dé-terminations toutes particulières auxquelles donnent lieu les judications paludéennes.

Ceci ne veut point dire que nous considérons ainsi toutes les hémorrhagies intestinales qui se manifestent

dans les contrées où règnent les fièvres intermittentes :
il en est qui sont symptomatiques d'affections tout-à-fait
indépendantes de l'action directe de l'impaludation ; il
en est encore qui sont le produit complexe de plusieurs
causes, et dans lesquelles il y a à faire la part de plusieurs éléments morbides, c'est ce que nous ne contestons pas ; mais aussi il en est d'autres qui, bien que favorisées par leur production par certaines conditions organiques de l'individu n'ont pas d'autres causes déterminantes que celles qui poussent vers l'intestin les produits
judicateurs des fièvres. Ce sont des variétés de la diarrhée séreuse, elles en revêtent les mêmes allures, et se
guérissent par la même médication.

Nous allons passer maintenant à notre troisième forme
de manifestation des maladies paludéennes à judication
complète ; ici, nous aurons encore à constater le même
fait, c'est-à-dire des suffusions et des collections hydropiques, et, comme variété de ces éliminations, nous
aurons des suffusions et des collections séro-hémorrhagiques.

<hr>

V.

DE LA MANIFESTATION HYDROPIQUE.

Nous venons de voir l'élimination judicatrice de la fièvre s'effectuer tantôt sur la peau, tantôt sur la surface
intestinale. Nous allons la considérer maintenant lors-

quelle s'opère dans la trame des tissus ou dans quelque cavité séreuse pour constituer un nouveau mode expres·sionnel auquel nous donnons le nom générique de manifestation hydropique.

Cette forme de manifestation de la fièvre est peut-être celle qui offrira le plus de prise à la controverse et à la discussion ; on nous accordera peut-être volontiers que les sueurs très souvent et la diarrhée quelquefois peuvent, dans certaines circonstances, être considérées avec quelque raison comme des phénomènes *criti-ques*, susceptibles de juger les fièvres, absolument, nous dira-t-on, comme celles qui surviennent dans un grand nombre de maladies, mais on nous refusera le même privilége pour ce qui regarde les hydropisies.

D'abord nous n'acceptons pas cette première concession restrictive faite en faveur des formes sudorale et diarrhéique. Les produits de ces deux formes de la fièvre ne sont pas seulement des phénomènes critiques selon l'acception même la plus large de ce mot, mais ce sont les résultats d'actes essentiels et nécessaires. La crise implique l'idée d'un phénomène accidentel et non nécessaire, pouvant être favorable à la solution d'une maladie, mais n'en étant pas la terminaison ordinaire et normale. C'est ainsi, par exemple, qu'une sueur copieuse et abondante survenant quelquefois sans être attendue pourra juger une pleuro-pneumonie qui pouvait laisser du doute sur son mode de terminaison. C'est ainsi, également, que, dans certaines circonstances, l'apparition d'une diarrhée, d'une hémorrhagie, etc., pourront amener des changements heureux dans l'état d'une maladie, et être l'indice d'une issue prochainement favorable ; mais tous ces phénomènes que vous pouvez appeler critiques, si vous voulez, ne sont pas la terminaison normale et nécessaire de ces sortes d'affections. Ils peuvent manquer, sans que pour cela, la maladie ait une issue inévitablement fâcheuse.

Or, ce n'est point là le caractère des sueurs et des diarrhées qui apparaissent comme formes expressionnelles des manifestations paludéennes. Ces diverses évacuations sont des produits essentiels et nécessaires, dont l'apparition juge immédiatement l'accès qui leur donne lieu, et dont la non-apparition en temps opportun détermine des accidents toujours graves. Ils sont la judication normale de l'état morbide ; ils sont la condition *sine quâ non* de guérison ; ils emportent avec eux l'idée d'essentialité et de nécessité, toutes choses qui n'appartiennent pas aux phénomènes critiques proprement dits.

Nous insistons sur ces détails, parce que c'est de la manière dont on envisage la nature des éliminations séreuses dans les fièvres intermittentes, que découle logiquement toute la théorie de la manifestation hydropique. Si, en effet, l'on considère les évacuations soit par la peau, soit par l'intestin, comme de simples accidents critiques, pouvant être favorables dans certaines circonstances, mais n'étant pas indispensables à la guérison, la question des hydropisies paludéennes reste ce que la science actuelle l'a faite, c'est-à-dire une question sans solution satisfaisante.

Mais si l'on admet, avec nous, qu'il n'existe pas de judication paludéenne sans formation de produits séreux, force sera bien de procéder à leur recherche toutes les fois qu'un accès de fièvre se présentera, et de considérer comme tels, non-seulement les éliminations sudorale

et diarrhéique , mais encore une foule de collections ou
de suffusions hydropiques, qui sont très souvent la seule
chose apparente en fait de produits judicateurs. Car,
on le sait, les fièvres intermittentes ne sont pas toujours
caractérisées dans l'expression de leur dernier acte par
des sueurs ou des évacuations intestinales ; il existe des
cas, plus ou moins nombreux, où il n'y a réellement de
sensible et d'appréciable, en fait de produits, que des infiltrations et des collections séreuses. Or, dans ces circonstances, devons-nous méconnaître l'existence d'accès
de fièvre réels , parce que ces accès ne se révèlent pas
par les caractères typiques de la manifestation sudorale ?
Ceci ne veut point dire que l'on doive considérer toutes les hydropisies paludéennes comme des produits immédiats de la judication des fièvres, car, de même que
toutes les sueurs et que toutes les diarrhées des contrées
marécageuses ne sont pas des éliminations judicatrices,
de même aussi nous n'entendons point comprendre,
sous le nom de manifestation hydropique, toutes les collections ou suffusions séreuses qui apparaissent dans les
contrées où règnent les fièvres intermittentes. Nous disons seulement qu'il en existe un certain nombre qui
ont ce caractère, et qui constituent, pour les fièvres, un
mode de manifestation analogue aux formes diarrhéiques
ou sudorales. Ce sont des éliminations séreuses qui, au
lieu de s'effectuer sur les surfaces intestinales ou cutanées, vont rester dans l'intérieur des tissus ou se déposer dans quelque cavité séreuse pour constituer des états
morbides nouveaux, variables en importance et en gravité suivant la diversité de leurs siéges ; mais, je le répète, sous le rapport de leur signification et de leur mécanisme ; ce sont des produits immédiats des actes judi-

cateurs de la fièvre au même titre que la sueur dans la forme sudorale. Il n'y a de différence entre ces divers modes expressionnels, que sous le rapport de l'organe qui en est le support ; mais, quant à leur nature, quant à leurs causes généalogiques, il n'y en a pas. Que le produit s'appelle sueurs, qu'il s'appelle diarrhée, qu'il s'appelle épanchement hydropique, peu importe, c'est toujours, et quel que soit le cas, un flux séreux ayant pour cause immédiate et déterminante l'acte judicateur de la fièvre.

Ceci posé, et la question de droit une fois jugée, il resterait à prouver la question de fait et à démontrer expérimentalement qu'il existe des hydropisies qui sont effectivement, comme la sueur, une affaire d'élimination séreuse, c'est ce qui ressortira des quelques observations suivantes.

Première observation : Noël , 12ᵉ de ligne — 25 ans — 18 mois d'Afrique — faisant partie de la colonne expéditionnaire qui opérait à l'entrée de la Kabylie, en automne 1851 , fut évacué , le 24 novembre , sur l'hôpital de Dellys comme atteint de fièvre intermittente quotidienne. A son arrivée, le 26, nous constatâmes une anasarque générale, sans complication viscérale appréciable.

Voici les renseignements du malade : toujours bien portant jusqu'au moment de l'expédition , il contracta, dans le mois d'octobre, une fièvre intermittente qui revenait tous les 12 ou 15 jours , et qui se coupait chaque fois par le sulfate de quinine ; — se trouvant dans un accès au moment où la colonne devait se porter sur un autre point , et ne pouvant suivre son bataillon , il

fut désigné pour faire partie d'une évacuation de malades dirigée sur l'hôpital de Dellys. Pendant le trajet qui
se fit par un *temps froid et pluvieux* (deux journées
de distance) un nouvel accès eut lieu, mais *sans sueurs*;
seulement le lendemain, jour de son arrivée, les jambes, les cuisses et l'abdomen sont enflés.

D'après ces renseignements, nous faions inscrire sur
les cahiers de visite: fièvre intermittente à manifestation séro-cellulaire, et nous prescrivons le quart d'ali-
ments — tilleul chaud — s. q. 1,0.

Dans la soirée, nouvel accès de fièvre, suivi de sueurs
très abondantes. — Le lendemain, l'anasarque a presque
disparu. — 5 jours après, Noël était complétement rétabli.

Eh bien! qu'est-ce que c'est que cette hydropisie du
tissu cellulaire sous-cutané? Est-ce autre chose que la
sueur de la fièvre qui n'a pas pu sortir, arrêtée qu'elle
était par le froid et l'humidité de la route et du bivouac?
Et de ce que cette sueur n'a pas pu sortir et qu'elle
est restée dans l'intérieur du tissu sous le nom d'anasarque, en a-t-elle perdu sa nature et ses caractères de
produit judicateur?

Maintenant, supposez que Noël, au lieu d'avoir toujours été bien portant et d'avoir des organes qui n'of-
fraient pas plus de prises, les uns que les autres, aux
localisations morbides, ait été sujet, par exemple, soit
à des dérangements intestinaux, soit à des affections
bronchiques ou pulmonaires, croyez-vous que l'élimination judicatrice, au lieu de s'arrêter sous la peau, ne se
fût pas localisée sur ces organes, pour constituer, soit
une diarrhée séreuse, soit un œdème pulmonaire, etc.?

Evidemment si , et en voici la preuve dans les exemples suivants :

Deuxième observation : Fauvel — fusillier à la 2ᵉ compagnie de discipline — 55 ans — forte constitution — n'ayant jamais eu qu'une affection de poitrine un an auparavant — contracte, au mois de septembre 1852, à Aumale, quelques accès de fièvres qui furent coupés par le sulfate de quinine. Après quelques mois de séjour dans cette localité, il est désigné pour faire partie d'un détachement se rendant à Dellys. — Après deux jours de route, par un temps froid, humide et pluvieux, il se sent repris des fièvres , mais pas de sulfate de quinine pour les couper , — cependant, après deux accès à type quotidien, *sans sueurs* , la fièvre cesse pour être remplacée par une courbature générale accompagnée de rhume et d'une enflure des pieds. — Arrivé à Dellys , le 26 octobre suivant, après six jours de marche pénible , il nous est immédiatement envoyé à l'hôpital.

A notre contrevisite du soir, non-seulement nous constatons l'enflure des pieds (qu'il attribue à la fatigue) , mais encore un commencement d'anasarque générale, — A l'auscultation , on entend des râles crépitants dans toute la poitrine, spécialement en arrière et du côté droit — la matité est prononcée dans ces régions — la toux est modérée et sans expectoration — pas de chaleur à la peau — la rate ne dépasse pas le rebord des fausses côtes — langue légèrement chargée — soif un peu plus grande que d'habitude — un peu d'appétit — selles régulières. — Nous faisons inscrire :Fièvre intermittente à manifestation hydropique , et entre parenthèses : OEdème pulmonaire , et nous prescrivons : Une soupe

pour aliment — tilleul chaud — s. q. 1,0 — avec recommandation de tâcher de suer.

Lendemain 27. — Un accès a eu lieu pendant la nuit
— l'anasarque a considérablement augmenté — la face
est bouffie — les bourses sont énormes ; mais l'œdème
pulmonaire a diminué. Mêmes prescriptions que la
veille.

28. — D'abondantes sueurs ont eu lieu — l'hydropisie est réduite des trois quarts — presque plus de crépitation dans la poitrine — pas de soif — appétit. —
Prescriptions : Le quart d'aliment — limonade — vin
de kina.

Le lendemain et jours suivants, nouvelles sueurs qui
achèvent de juger l'hydropisie. — Le 5 novembre, Fauvel quitte l'hôpital parfaitement rétabli.

Que voyons-nous dans cette observation, toute rac-
courcie qu'elle est ? C'est le même fait que dans la pré-
cédente, c'est un état hydropique qui se déclare, parce
que sous l'influence de causes directement répercussi-
ves, la fièvre se trouve enrayée dans son mode normal
de manifestation. Seulement ici, il y a quelque chose de
plus que chez Noël ; il y a, indépendamment de l'anasarque, un œdème pulmonaire plus ou moins considérable.

Maintenant, qu'est-ce que c'est que cet œdème ? Est-il
d'une nature différente de celui de la peau , et devons-
nous , pour l'expliquer , faire intervenir soit une gêne
mécanique de la circulation , soit une irritation hypercrinique qui se serait réveillée sous l'influence des mouvements centripètes de la fièvre ?... Évidemment non.
Car ce serait vouloir bien gratuitement apporter des difficultés à l'interprétation d'un phénomène qui est le

plus simple du monde. Si Fauvel se fût trouvé dans des conditions hygiéniques favorables lorsqu'il a été repris des fièvres, et que les sueurs eussent pu s'établir convenablement, il est probable qu'il ne se fût pas manifesté d'état hydropique. Mais il n'en a pas été ainsi : Fauvel voyage par un temps humide, et passe ses nuits à peu près à la belle étoile ; et l'on sait ce que c'est que les nuits d'Afrique. Dans de pareilles conditions, les éliminations séreuses ne peuvent que rester dans l'intérieur des tissus, ou se déposer dans quelqu'organe, suivant leur état de susceptibilité affective. Chez tel ou tel individu l'organe susceptible aurait pu être soit l'intestin, soit la plèvre ; chez Fauvel, c'est le poumon, à cause de son ancienne affection de poitrine ; et c'est là, en effet, que va se porter une partie des produits judicateurs, pour y constituer un œdème tout-à-fait passif de cet organe. Voilà, à notre sens, tout le mécanisme de cette localisation ; voilà tout le secret d'un phénomène pour lequel on chercherait vainement d'autres explications satisfaisantes. Son mode d'apparition, sa marche, ses allures et son mode de terminaison, en sont la preuve confirmative.

Voici maintenant une autre observation dans laquelle nous aurons également à mentionner des localisations séreuses dans la poitrine ; mais ici nous n'aurons pas à signaler des obstacles directs aux éliminations sudorales. Une maladie sur-aiguë du poumon a suffi pour y appeler les produits judicateurs de la fièvre aux dépens des téguments externes. Dans ce cas, la loi de prédilection a été primée par la loi des prédispositions organiques. Comme cette observation est encore intéressante à plusieurs autres titres, nous y appelons tout particulièrement l'attention de ceux qui nous croiront dignes d'être lu.

Troisième observation : Madame Jeannel, femme d'un colon de Dellys — 55 ans — constitution forte et vigoureuse — en Afrique depuis 5 ans, et n'ayant jamais été malade, contracte, au mois de septembre 1852, une pleuro-pneumonie aiguë qui céda à deux saignées et quelques doses de tartre stibié. A peine la convalescence avait-elle commencé que cette femme, dont l'ardeur pour le travail égalait la force physique, se rendit dans une concession occupée par son mari et ses deux enfants en bas-âge, sur les bords du Sébaou.

Au bout d'une dixaine de jours, toute la famille revient malade à Dellys. Le père avait des accès de fièvre parfaitement caractérisés, les enfants avaient la diarrhée, et la mère avait été reprise de la poitrine ; mais cette fois-ci ce n'est plus une vraie pleuro-pneumonie, il n'y a ni crachement de sang, ni expectoration, mais seulement une toux sèche avec respiration courte et précipitée. La figure est altérée et un peu jaunâtre, le pouls petit et fréquent, la peau légèrement chaude. — Du côté du thorax : crépitation diffuse dans toute la poitrine mais spécialement en arrière et en bas ; sonoréité sous-normale dans cette dernière région ; pas de point de côté. — Du côté des fonctions digestives : langue chargée et pâteuse, appetit nul, soif assez vive, légère constipation. — Il y a également un peu de céphalalgie surtout vers le soir — rate légèrement développée.

Il ne nous en fallait certainement pas davantage pour nous faire reconnaître une fièvre intermittente à manifestation séro-pulmonaire. Aussi, malgré les réponses négatives de cette femme sur l'existence d'une fièvre d'accès, nous prescrivons une forte dose de quinine à prendre immédiatement, un lavement purgatif avec recommandation de tâcher de suer. — Cette prescription est répétée le lendemain.

Deux jours après, c'est-à-dire le surlendemain de la première visite, la femme Jeannel se livrait déjà aux petites affaires de son ménage; deux nuits d'abondantes sueurs avaient presque complétement dégagé la poitrine, il ne restait plus que quelques bulles crépitantes par ci, par là. L'appétit était revenu. — Tout annonçait une bonne et franche convalescence.

Inutile de dire ici que les fièvres du père et la diarrhée séreuse des enfants furent coupées par le sulfate de quinine.

Dix jours après l'établissement de cette guérison, nous sommes de nouveau appelé pour la mère Jeannel. Un violent accès de fièvre en chaud avait eu lieu la nuit, mais sans sueurs, et la poitrine s'était de nouveau reprise comme avant. (Tilleul chaud; s. q. 1,0 à prendre le plus tôt possible.)

Malheureusement cette dose de quinine fut vomie aussitôt après son ingestion dans l'estomac, un nouvel accès reparut qui amena une aggravation considérable dans les accidents pulmonaires. — La respiration est courte et précipitée. — La malade est obligée de rester assise sur son lit. (s. q. 1,0 à prendre de suite et en ma présence — cat. sinapisés aux pieds et aux jambes — large vésicatoire sur la poitrine.)

Le lendemain matin, il y a quelque léger amendement dans l'état général; l'anxiété est moins grande, la soif est moins vive, la peau moins chaude, la langue plus

humide; mais les sueurs n'ont pas reparu, et l'état local
a singulièrement empiré depuis le moment de la veille
où nous l'avions aulscultée. Ce n'est pas seulement une
crépitation diffuse dans toute la poitrine ; c'est une imperméabilité plus ou moins générale. La respiration est
tubaire du côté droit et absolument nulle du côté gauche. Ce dernier côté, depuis la partie inférieure jusqu'aux
clavicules, présente une matité complète. C'était, à n'en
pas douter, un vaste épanchement pleurétique qui était
survenu depuis deux jours sous l'influence de deux accès
qui ne s'étaient point jugés par des sueurs. — La toux,
du reste, est petite, rare et sans expectoration.

Que faire en présence d'un cas qui ne nous offrait aucun espoir ? Prescrire du quinquina ainsi que de puissants
dérivatifs sur la poitrine et aux extrémités ; tout cela était
sans doute de la médecine rationnelle ; mais, dans cette
circonstance, c'était de la médecine impuissante ; et, en
effet, trente-six heures après, la femme Jeannel expirait
dans un état semi-asphyxique.

Cette observation, comme on le voit, est intéressante
à plus d'un titre. Nous y voyons une femme qui relève à
peine de l'état aigu d'une maladie de poitrine et qui se
trouve exposée, avec son mari et ses enfants, aux éma-
nations d'un sol vierge et fraîchement remué. Dans ces
conditions, tout ce monde attrape les fièvres ; mais le
mode de manifestation de cette maladie va singulièrement varier chez ces individus. Chez le père, la fièvre
s'exprime avec ses caractères typiques et ordinaires ;
chez les enfants, c'est la forme diarrhéique d'après le
mode de prédilection qui est particulier à cet âge, tandis
que chez la femme, les localisations vont s'effectuer
tout droit sur le poumon dont la récente affection con-

stituait en faveur de cet organe un stimulus puissant aux fluxions judicatrices. — Tous les quatre sont traités par le sulfate de quinine malgré la différence des expressions morbides, et tous les quatre sont guéris.

Mais la femme a une nouvelle rechute de fièvre au bout de dix jours et, sous l'influence d'un premier accès, les accidents pulmonaires reparaissent comme avant. Si, alors le sulf. de quin. prescrit, n'avait pas été vomi, il est probable que l'accès suivant eût été conjuré, et que l'œdème pulmonaire eût disparu comme la première fois. Malheureusement il n'en fut pas ainsi : l'accès reparaissant, non seulement l'engouement séreux du poumon augmente, mais il se produit un vaste épanchement pleurétique dans le côté gauche. Si, dans cette situation, d'abondantes sueurs eussent pu survenir, nul doute que l'œdème du poumon eût diminué, et que la respiration, en se rétablissant eût permis à la femme Jeannel de vivre encore quelque temps avec son épanchement pleurétique. Mais, dans un pareil état, qui entraîne nécessairement à sa suite un commencement d'asphyxie, il n'y a guère à compter sur les efforts spontanés de la nature, et encore moins sur la médication qui a pour but de les réveiller (1).

« Voilà donc trois observations qui sont sans doute peu détaillées mais qui nous semblent néanmoins suffisantes

---

(1) Lorsque nous en serons à la thérapeutique des maladies paludéennes, nous verrons qu'*un* des effets les plus évidents et les plus saisissables du quinquina et de ses préparations, c'est le réveil ou le surcroît d'activité des fonctions éliminatrices de la peau. — Qu'entre cet effet, et son action physiologique, il y ait peu, point, ou beaucoup d'actes intermédiaires, c'est une autre question.

pour mettre hors de doute l'existence de la manifestation hydropique , considérée comme mode expressionnel de la judication paludéenne. Et, en effet , lorsqu'on
voit un épanchement séreux se produire presqu'instan-
tanément sous l'influence d'un accès de fièvre qui n'a
pas pu se terminer par des sueurs , et disparaître aussi
rapidement lorsque les sueurs se rétablissent ; il est impossible de ne pas voir, dans cet épanchement , un produit de la fièvre analogue à la sueur, et de même nature
qu'elle , surtout lorsqu'on a affaire à des individus chez
lesquels on ne saurait invoquer ni appauvrissement du
sang , ni gène mécanique de la circulation.

Tous les cas de manifestation hydropique ne se montrent pas , il est vrai , avec des caractères aussi marqués
et avec un ensemble de circonstances aussi significatif.
C'est ce qui arrive lorsqu'on a affaire à des malades qui
sont déjà plus ou moins usés et affaiblis par de nombreuses rechutes de fièvre intermittente. Chez eux , les forces réactionnelles sont déjà plus ou moins épuisées , et
les accès fébriles ordinairement très faiblement caractérisés. Dans ces cas , comme il est souvent difficile
de saisir un accès , et que d'un autre côté les produits
judicateurs, au lieu d'apparaître rapidement, se forment
au contraire d'une manière plus lente et plus insidieuse,
l'on comprend que l'on puisse se méprendre sur la
vraie nature de leurs causes déterminantes. En voici un
exemple :

Quatrième observation : Séjalon, fusilier à la 2ᵉ compagnie de discipline — 26 ans — 16 mois d'Afrique —
visiblement usé par la salle de police et la prison , contracte, en septembre 1851, au camp de Tiziouzou , une

diarrhée séro-hémorrhagique qui céda au bout de quelques jours à deux ou trois doses de sulfate de quinine. (M. Martin, chirurgien, s.-aide-major, à qui nous devons ces renseignements, était, dans ce moment, chargé lu service médical du camp, et connaissait notre manière de faire à cet égard.)

Vers la fin de novembre suivant, après une nuit passée en embuscade, par un temps de pluie, Séjalon est repris d'une diarrhée tantôt séreuse, tantôt séro-hémorrhagique; mais cette fois-ci le traitement ne fut pas le même que la première fois. Le médecin qui avait remplacé M. Martin dans le service médical, ne voyant probablement là qu'une maladie intestinale, n'employa pendant quelques jours que le régime et l'opium. Aucun amendement n'ayant lieu, le malade fut évacué sur l'hôpital de Dellys, où il arriva le 4 décembre.

A notre première visite : malaise général, langue blanche, perte d'appétit, soif plus grande que d'habitude. Le malade n'accuse aucune fièvre, mais seulement une dixaine de selles séreuses par jour; rien de particulier du côté des autres organes. (Diète — riz gommé — s. q. 1,0 opiacé à 15 gouttes.)

Le 5, à peu près même état — même prescription.

Le 6, Un accès de fièvre a eu lieu pendant la nuit, avec sueurs abondantes — plus de diarrhée — un peu d'appétit (vermicelle au lait, riz gommé — s. q. 1,0 pour dernière dose).

A dater de ce moment, Séjalon va de mieux en mieux, et nous allions lui donner son exeat lorsque, le 15, il accuse un léger rhume, par suite, nous dit-il, d'un peu de froid attrapé la veille. La poitrine, en effet, est un peu prise; il y a de la crépitation à la partie inférieure

et postérieure, avec quelques râles sibilants par-ci, par-
là ; mais c'est surtout du côté de la région précordiale
qu'on perçoit quelque chose d'anormal ; il y a de la matité dans une étendue de 10 à 12 centimètres carrés —
Les bruits du cœur sont sourds et fortement masqués,
quoique cependant réguliers. La figure est légèrement
bouffie, et peut trahir, au besoin, quelque chose du côté
de cet organe, telle qu'une hydro-péricardite....

L'idée d'avoir peut-être affaire à une maladie que je
n'avais pas vu depuis si longtemps, surtout dans un pays
où les fièvres intermittentes constituent à peu près toute
la pathologie médicale, m'était si agréable qu'elle absorba
exclusivement mon attention et que je ne songeai pas le
moins du monde à la possibilité de la rattacher à l'existence de quelqu'accès de fièvre... Le malade fut donc mis
à l'usage de la digitale en frictions et à l'intérieur.

Le lendemain, 16 — Augmentation de la matité précordiale et de la bouffissure de la face — oppression avec
une toux sèche — râles crépitants et sibilants dans la
poitrine — enflure des pieds — constipation — (diète
— eau de Sedlitz — frictions, scille et digitale.)

Le 17 — cinq selles seulement — l'œdème du tissu
cellulaire a fait des progrès. (Nouvelle bouteille d'eau de
Sedlitz — scille et digitale en friction.)

Le 18 — l'anasarque est générale — le scrotum est
énorme — l'oppression est considérable — les bruits du
cœur sont à peine perçus — l'eau de Sedlits de la veille
n'a produit que peu d'effets.

En présence d'accidents hydropiques qui marchaient si
rapidement, je n'avais pas beaucoup à tâtonner sur le
choix de la médication : il fallait obtenir d'abondantes
évacuations intestinales. Je prescrivis donc un lavement

purgatif et une potion purgative double à prendre tout d'un coup.

Ce cas, cependant, n'était pas sans me préoccuper sérieusement ; et, tout en continuant ma visite, je réfléchissais dessus, lorsque l'idée me vint que ce n'était, peut-être, qu'une hydropisie de fièvre. Aussitôt que ma visite fut terminée, je revins donc trouver mon malade, et à force de l'interroger catégoriquement dans le sens de l'existence de quelque symptôme fébrile ou de quelque chose de périodique, je finis par apprendre que chaque soir il y avait une légère exacerbation avec des frissons le long du dos. Il y avait donc tout lieu de soupçonner une fièvre intermittente à manifestation hydropique ; les antécédents du malade ainsi que l'apparition subite d'un pareil épanchement séreux chez un individu qui n'avait jamais rien ressenti du côté du cœur, devaient me confirmer dans mon idée. Je fis donc changer la prescription, et à la place des purgatifs, j'ordonnai quinze décigrammes de sulfate de quinine. La journée fut encore assez mauvaise, mais le frisson, qui reparut dans la soirée à l'heure habituelle, fut suivi de sueurs tellement abondantes et profuses que le lendemain matin l'hydropisie se trouvait réduite de moitié.

Le 19 et le 20, de nouvelles doses de quinine furent prescrites et furent suivis des mêmes effets. Huit jours après, Séjalon était encore une fois en pleine convalescence. Tout avait disparu, excepté un peu d'épanchement dans le péricarde qui subsista encore près de trois semaines.

Cette observation, comme on le voit, est intéressante à plus d'un titre ; nous y voyons un individu chez lequel la fièvre s'est manifestée successivement par deux formes expressionnelles bien différentes. C'est d'abord une diarrhée séreuse ou séro-hémorrhagique, puis ensuite, c'est une hydropisie qui débute du côté du cœur et des poumons, et qui envahit le tissu cellulaire sous-cutané ; mais, en ne considérant ici que la dernière de ces formes, abstraction faite de son siége de localisation, nous y voyons un cas de manifestation hydropique dans lequel les accès de fièvre ont été si faiblement et si imparfaitement caractérisés qu'on n'a nullement songé à rapporter à la fièvre les causes efficientes des produits séreux, il a fallu en soupçonner le fait.

Eh bien ! l'histoire de Séjalon est à peu près l'histoire d'un grand nombre de ces malheureux qui, sur la fin de la saison des fièvres et pendant l'hiver, sont pris de divers accidents hydropiques ; ce sont généralement des individus usés et détériorés par de nombreuses rechutes de fièvre d'accès à manifestation sudorale ou diarrhéique. Chez eux, tant que les grandes synergies vitales n'ont pas été éteintes, tant que les puissances réactionnelles ont été suffisantes, les accès ont pu avoir lieu d'une manière appréciable, et on a pu les constater. Mais au fur et à mesure que les forces s'épuisent et que l'appauvrissement fait des progrès, les accès deviennent de plus en plus inappréciables dans leur traduction symptomatique, et il arrive un point où il n'y a réellement d'apparent et de bien marqué que des infiltrations ou des collections séreuses qui se développent d'une manière plus ou moins rapide, et cela très souvent, avec une espèce d'intégrité passable des fonctions digestives.

Mais est-ce à dire que la fièvre s'est usée et a cessé d'exister dans l'économie ? Non, certainement. Elle a bien effectivement cessé d'exister d'une manière appréciable dans ses expressions symptomatiques ordinaires, dans ses phénomènes secondaires et subordonnés, dans ce qui tient, en un mot, à l'état des conditions plastiques de l'individu ; mais elle n'a pas cessé d'exister dans les phénomènes essentiels et nécessaires, c'est-à-dire dans les actes intimes d'élimination ; cet *ultimum moriens* des manifestations paludéennes.

Et la preuve que cette fièvre est toujours là, c'est que vous la ferez apparaître quand vous voudrez, si vous savez lui rendre ses conditions de manifestation. Essayez, en effet, de stimuler et de tonifier l'organisme, donnez du quinquina, ce spécifique par excellence de l'usure des forces et de la desharmonie des synergies vitales, comme le dirait M. Pidoux, et cette fièvre, qui ne donnait aucun signe d'existence, et qui ne se révélait que par les produits douteux d'une élimination insidieuse, vous la verrez tout-à-coup se réveiller et se manifester par les symptômes les plus appréciables et les plus franchement caractéristiques.

Ceci posé, et la manifestation hydropique étant admise, comme une des formes expressionnelles des maladies paludéennes, nous allons examiner maintenant quelles sont les causes les plus générales et les plus ordinaires qui déterminent ce genre de localisation. En d'autres termes, nous allons voir pourquoi, dans un cas donné d'intoxication, on a la forme hydropique au lieu d'avoir la forme sudorale, qui constitue, comme nous l'avons dit, la forme normale et régulière des maladies paludéennes.

Dans une première catégorie de causes, nous placerons, en première ligne, tout ce qui a une action de répercussion ou de suppression sudorale, tels que le contact d'un corps ou d'un vêtement froid et humide , ou bien l'immersion dans une eau à basse température , lorsque le corps est mouillé de sueurs...

Cet ordre de causes a déjà été noté par tous les pathologistes modernes pour l'explication d'une certaine classe d'hydropisies. C'est ainsi qu'on a cité des cas assez nombreux où des individus, jusque-là bien portants, avaient été subitement pris d'ascite ou d'anasarque, à la suite de l'ingestion d'une grande quantité d'eau glacée, ou de l'immersion du corps dans l'eau froide, dans un moment de transpiration. Eh bien ! ce qui a lieu à l'état physiologique, lorsque la sueur est le résultat d'une fonction normale, peut également avoir lieu à l'état pathologique, lorsque la sueur est le résultat d'une fonction morbide et accidentelle de l'organisme. Nous avons vu des individus attraper une anasarque pour s'être découverts, ou être sortis de leur lit pendant le stade de sueur d'une fièvre intermittente. Un de nos jeunes et très distingués confrères, M. Duranty, nous a rapporté le cas suivant : Atteint d'une fièvre intermittente, assez rebelle, et voulant expérimenter sur lui-même l'action d'un bain froid, il eut le courage de s'y plonger, au moment du dernier stade d'un de ses accès. La sueur fut immédiatement arrêtée et remplacée bientôt par une anasarque qui se dissipa le lendemain à la suite d'un nouvel accès dont il favorisa la sueur.

Mais dans les fièvres intermittentes il n'est pas nécessaire que l'élimination sudorale soit en train de s'effectuer pour qu'on voit se produire des accidents hydropiques sous l'influence d'une cause repercussive, il suffit qu'un accès vienne à se manifester au moment où cette cause agit. En voici un exemple assez remarquable.

Cinquième observation : Pagery , soldat au 22ᵉ léger, entre à l'hôpital de Dellys, le 31 janvier 1853, pour une entorse tibio-tarsienne droite , que nous nous mîmes à l'instant même en devoir de traiter par les irrigations d'eau sédative , à écoulement continu , au moyen d'un vaste entonnoir suspendu sur la partie malade.

A notre visite du lendemain matin , 16 heures après l'installation du traitement, le pied se trouvait dans d'excellentes conditions — pas de douleur et presque pas de gonflement — mais, à notre grande surprise, nous constatons un œdème qui commençait un peu au-dessus de la cheville et remontait jusqu'au milieu des parois abdominales. Le membre gauche était également pris — d'où provenait cette infiltration séreuse?

Interrogé minutieusement sur les accidents, le malade finit par nous dire que depuis une huitaine de jours il suait régulièrement toutes les nuits, à la suite de quelques accès de fièvre qu'il avait eus , et pour lesquels on lui avait administré cinq pilules de s. q.; mais il n'avait pas sué cette nuit là, à cause de la position de sa jambe en dehors du lit , et des irrigations froides.

Ces renseignements m'éclairèrent complétement. Il était probable que Pagery se trouvait toujours sous l'influence d'accès qui n'avaient été qu'incomplétement coupés , au quartier, et qui se jugeaient chaque nuit sous la forme sudorale ; et comme cette dernière forme de judication n'avait pas pu avoir lieu depuis son entrée, à cause du traitement de l'entorse , il était probable qu'elle avait été remplacée par une infiltration séro-cellulaire. Un gramme de sulfate de quinine fut donc prescrit, et comme la réaction inflammatoire dans le pied pouvait être considérée comme vaincue, j'ordonnai, pour midi la cessation des irrigations froides et l'application d'un léger bandage compressif, avec recommandation au malade de tâcher de suer pendant la nuit. En effet, il se manifesta dans la soirée un léger accès qui fut suivi de sueurs assez abondantes ; le lendemain l'œdème avait diminué, et quelques jours après, tout avait disparu.

Comme on le voit, il n'est pas nécessaire qu'il y ait interruption brusque d'une transpiration commencée pour voir se produire des accidents hydropiques, ainsi que cela a eu lieu chez notre jeune confrère, M. Duranty, il suffit que la peau ne se trouve pas dans des conditions de fonctionnalité éliminatrice suffisantes, lorsqu'un accès vient à se manifester. Dans nos deux premières observations, l'état hydropique ne reconnaît pas d'autre cause ; nous avons vu Noël et Fauvel contracter des œdèmes sous-cutanés et pulmonaires en voyageant par un temps froid et pluvieux, étant porteurs de fièvres intermittentes.

C'est de cette manière qu'agissent également, quoiqu'à des degrés variables d'intensité et de promptitude, les saisons froides et humides, les séjours trop longtemps prolongés dans les locaux situés au rez-de-chaussée ou au dessous du sol, et en général tout ce qui est de nature à enrayer plus ou moins les fonctions éliminatrices de la peau. Que de fièvres en Afrique doivent leur nature rebelle et leurs caractères de mauvais aloi, à l'action lente de ces dernières causes ?

L'inactivité des fonctions éliminatrices de la peau n'est pas toujours le résultat accidentel de causes repercussives, elle constitue quelquefois une espèce d'état normal et ordinaire ; c'est ce qui a lieu chez une certaine classe d'Arabes. La peau, chez eux, est tellement sèche, tel-

lement parcheminée par suite de son exposition conti-
nuelle à l'air et au soleil qu'elle ne fonctionne que difficilement et imparfaitement. Aussi leurs fièvres revêtent-
elles rarement la forme sudorale, elles donnent presque
toujours lieu à des accidents hydropiques, spécialement
du côté de la poitrine... Le peu de sensibilité et d'im-
pressionabilité de leur système nerveux général, peut
bien être pour quelque chose dans l'absence d'un phénomène qui exige un assez haut développement des
puissances réactionnels; mais l'inactivité habituelle des
fonctions éliminatrices de la peau, doit y jouer par elle-
même un rôle assez considérable.

Une deuxième catégorie des causes concourant à la
production de la forme hydropique nous est fournie par
les différentes lésions ou affections viscérales. Dans ces
cas, les éliminations morbides au lieu d'obéir à la loi de
prédilection, sont gouvernées par la loi des prédispositions organiques. C'est ainsi qu'un tubercule sous-pleu-
ral, ou une pneumonie aiguë ou chronique, en agissant
comme un stimulus morbide, pourront appeler du côté
de ces organes les produits des actes judicateurs de la
fièvre, et devenir ainsi la cause déterminante, soit d'un
épanchement pleurétique, soit d'un œdème pulmonaire,
ainsi que cela a eu lieu chez le sujet de notre troisième
observation. C'est ainsi également qu'on verra se produire une hydropisie-ascite sous l'influence d'une maladie de quelques uns des viscères abdominaux. Et il en
sera de même pour une foule d'autres collections séreuses.

Mais qu'on ne s'y trompe point, dans ces différents
cas ce n'est point la lésion organique qui est la *cause
génératrice* du flux séreux, ainsi que le pensent généra-

lement la plupart des médecins qui se sont occupés de cette question, elle ne joue ici qu'un rôle d'épine irritative ou de *détermination localisatrice,* en appelant sur tel ou tel organe, ou dans telle ou telle cavité, les produits nécessaires de la fièvre, produits qui, sans cette lésion, se seraient probablement portés sur la peau pour y constituer la forme normale de la judication des fièvres.

Maintenant, qu'il existe des hydropisies qui soient exclusivement dues soit à une simple lésion fonctionnelle d'une membrane séreuse, soit à une altération des tissus sous-jacents, c'est ce que nous ne contestons pas. Mais ces sortes d'hydropisies sont beaucoup plus rares en Afrique, qu'on ne le pense généralement. Et quand elles se rencontrent, elles ont un mode de développement, une marche, et surtout des allures qui les différencient suffisamment des hydropisies dont nous parlons. Elles se développent plus lentement, et une fois formées, elles se résolvent plus difficilement, comme aussi elles sont moins *sensibles* aux préparations du quinquina. Elles ne présentent pas non plus d'un jour à l'autre ces augmentations et ces diminutions brusques qui constituent pour les hydropisies judicatrices une espèce de cachet caractéristique.

Nous ne voulons pas nier, non plus, que dans certains cas, la lésion organique ou fonctionnelle locale, n'ait pas à revendiquer une part plus ou moins grande dans la production du flux séreux, de telle sorte qu'il y aurait, à la fois, ce qui appartient en propre à l'altération locale, et ce qui appartient aux actes judicateurs de la fièvre. C'est là une chose que nous admettons comme très possible. Nous croyons même que cette coassociation de produits différents n'est pas rare chez certains individus, aussi est-il important de tenir compte de la possibilité de cette coassociation si l'on veut en référer à la médication pour établir son jugement sur la nature d'une hydropisie paludéenne.

Nous venons de faire connaître deux ordres de causes déterminantes de la forme hydropique, nous allons en signaler un troisième qui n'est peut être ni le moins curieux ni le moins intéressant à étudier. Il s'agit de l'action de certains agents toniques lorsqu'on les administre dans les conditions de l'organisme, qui sont caractérisées, à la fois, et par un appauvrissement du sang et par l'épuisement des forces dynamiques.

L'observation du vulgaire qui a devancé très souvent l'observation du médecin dans la constatation de certains effets thérapeutiques, a déjà signalé depuis longtemps l'existence du phénomène dont nous parlons. Elle a reconnu que le quinquina, par exemple, administré dans de certaines circonstances déterminait des *enflures du ventre* et autres accidents hydropiques.

Cette croyance qui constitue, comme on sait, une des convictions les plus profondes des masses, à l'endroit du quinquina, n'a pas dû s'accréditer aussi fortement, sans, au moins, appeler sur sa valeur réelle l'attention du médecin. Mais comme il semblait assez contradictoire d'attribuer des hydropisies à une classe de médicaments, qui est précisément appelée à les combattre, le médecin n'a rien trouvé de mieux, que d'opposer à cette croyance les dénégations les plus formelles. Nous avons nous-même longtemps partagé les errements de la science à cet égard. Mais aujourd'hui, l'existence de ce phénomène est un fait tellement posi-

tif et certain pour nous, que nous n'hésitons pas à parta-
ger la conviction populaire. Nous allons donc essayer
d'en faire connaître les conditions, ainsi que le mécanisme de sa production.

Tous les médecins qui ont pratiqué, en Algérie, con-
naissent cet état auquel on a donné le nom d'état lent et
chronique de l'intoxication. Ceux qui en sont atteints
sont des individus tellement affaiblis et détériorés par
suite d'un séjour plus ou moins long dans les localités
paludéennes, que leur organisme semble avoir perdu
toutes les aptitudes aux manifestations fébriles et réactionnelles. Ils ont beau se trouver dans les conditions
hygiéniques les plus propres au développement des fièvres intermittentes, on ne voit apparaître chez eux aucun accès régulier et franchement marqué ; ou s'il en
apparaît de temps en temps, ce sont des accès qui ne
sont caractérisés que par un frisson plus ou moins manifeste, sans réaction et sans élimination sensible. Tout
se traduit, chez eux, par un développement de plus en
plus prononcé de la diathèse séreuse et de la cachexie
paludéenne.

Mais de ce que la fièvre n'apparaît pas avec les réactions et les éliminations normales, est-ce à dire que
l'affection n'existe plus et qu'elle ait fini par s'user d'elle-
même, comme le disent les malades ? Non certainement.
Mais ce qui est usé chez eux, ce sont les forces vitales,
ce sont les synergies réactionnelles, ce sont les puissances judicatrices. L'économie a beau se saturer de stimulus morbides, il n'y a plus puissance de réaction convenable. Le besoin d'une élimination séreuse a beau se
faire sentir, il n'y a d'influx dynamiques suffisants, que
pour l'entretien le plus indispensable des fonctions phy-

siologiques, mais il n'y en a plus assez pour élever ces fonctions à un plus haut degré de manifestation, pour les élever, en un mot, jusqu'au degré de la fièvre, cette salutaire expression des efforts curateurs de la nature.

Or, que, dans cet état d'usure des forces et d'appauvrissement du sang, l'individu vienne à être soumis à une médication analeptique et fortifiante, que le quinquina, par exemple, ce spécifique des impuissances dynamiques, vienne à être administré à des doses suffisantes, et vous verrez des actes judicateurs se réveiller dans l'économie et donner naissance à des produits séreux plus ou moins considérables ; seulement comme ces actes ne seront encore que faibles et imparfaits, vous n'aurez également que cette classe de produits qui exigent le moins de puissances dynamiques pour s'effectuer, c'est-à-dire des suffusions et des collections séreuses autour des organes intestinaux, ce dernier retranchement des forces de la vie......

Et ce que nous disons du quinquina en particulier, s'applique, en général, à tout ce qui est de nature à améliorer les conditions générales de l'individu, tels qu'un régime convenable, les voyages, ou l'habitation dans un milieu plus favorable. C'est ce que nous avons eu maintes fois l'occasion d'observer à Dellys, qui passe pour une des places les plus salubres de l'Algérie. Nous y avons vu arriver, soit d'Aumale, soit des colonies de Zurich et d'El-Arouch, une foule de militaires dans l'état de détérioration générale que nous venons de signaler. Pendant les premiers mois de leur séjour à Dellys, la plupart de ces hommes, bien qu'ils présentassent tous les attributs de la cachexie paludéenne, depuis la paleur caractéristique de la face, jusqu'aux engorgements spléniques les plus prononcés, n'avaient cependant que des accès imparfaitement et irrégulièrement marqués sans réaction et sans élimination bien appréciable. Mais au fur et à mesure que l'économie reprenait des forces sous l'influence des nouvelles conditions hygiéniques dans lesquelles ils se trouvaient placés, au fur et à mesure qu'on voyait disparaître ces caractères extérieurs de la cachexie paludéenne, leurs accès de fièvre devenaient de plus en plus évidents et complets ; et s'il était quelques uns de ces accès qui se manifestassent d'emblée par la forme sudorale, il en était un certain nombre qui ne se révélaient tout d'abord, que par des œdèmes, des anasarques, ou d'autres produits hydropiques.

Eh bien ! je le demande, que signifient ces divers accidents hydropiques qui suivent de près l'administration du quinquina, ou qui viennent à apparaître spontanément, lorsque se sont suffisamment améliorées les conditions plastiques de l'individu ?.. Sont-ils autre chose que l'expression du réveil des actes judicateurs de la fièvre ?.. Et, sous le rapport de leur signification séméiotique, ne sont-ils pas, comme une première et salutaire manifestation des efforts curateurs de la nature, ainsi que l'avait déjà remarqué Sydenham? Ne sont-ils pas, comme une première étape, à une judication normale et complète; comme un premier pas à une guérison qui s'effectuera lorsque les forces seront suffisantes pour mettre en jeu les grandes fonctions éliminatrices de l'économie ?... Et, s'il en est réellement ainsi, avons-nous été trop hardi en considérant la médication tonique, et le quinquina en particulier, comme pouvant être dans de certaines circonstances, la cause déterminante des produits séreux qui se manifestent.

N'est-ce pas également de cette manière que l'on peut rendre raison de ces accès fébriles qui, d'après quelques auteurs, se seraient déclarés subitement chez des individus éloignés depuis un temps plus ou moins long des foyers de la fièvre? accès que l'on a voulu expliquer par la théorie de l'incubation du principe paludique, et qui ne sont autre chose que le réveil des puissances réactionnelles d'un organisme profondément intoxiqué.

Ces explications peuvent ne pas être du goût des médecins qui ne voient dans la fièvre intermittente que le symptôme de tel ou tel organe malade, mais nous leur dirons que quelque spéculatives qu'elles puissent être, elles nous paraissent plus rationnelles et plus satisfaisantes que toutes celles qui ont été tentées jusqu'à ce jour pour rendre raison des accidents dont nous parlons. Elles ont au moins le mérite de se rattacher logiquement à la notion sous laquelle nous concevons la fièvre intermittente. Elles en sont une déduction, tout en aidant à son développement et à sa confirmation, et sous ce rapport elles méritent déjà d'être prises en sérieuse considération.

Maintenant, quels sont les caractères les plus généraux de la forme hydropique, abstraction faite, bien entendu, de ses différents siéges de localisation?

Ces caractères, comme on l'a déjà vu, varient singulièrement non seulement en raison de la diversité de ses causes déterminantes, mais encore, et surtout, en raison de l'état des conditions plastiques de l'individu. Lorsque la forme hydropique reconnaît pour cause, soit un obstacle direct à la manifestation sudorale, soit une prédisposition organique, chez un individu qui n'a pas encore subi de détérioration sensible, sa production

peut s'accompagner de la plupart des phénomènes généraux auxquels donnent lieu un accès de fièvre parfaitement caractérisé.

Mais lorsqu'elle se manifeste, au contraire, par suite
d'une insuffisance dynamique de tout le système, chez
des sujets détériorés et appauvris, les phénomènes
secondaires et subordonnés de la fièvre, sont nuls
ou peu appréciables. A part le frisson qui est généralement assez sensible, tout y est si fugitif et si peu marqué que le malade lui-même n'en a pas conscience, et
qu'il ne faut rien moins qu'une grande patience, et une
grande attention, de la part du médecin, pour en saisir
l'existence au passage. Mais en revanche, vous observerez des phénomènes ou accidents qui ne sont point ordinaires dans la forme aiguë de la manifestation hydropique ; vous y observerez les attributs généraux de la
cachexie paludéenne, et spécialement des engorgements
spléniques plus ou moins considérables. Mais, je le répète, cette différence dans le degré expressionnel de la
manifestation hydropique ne change en rien la nature
de ses produits, ni leur ordre généalogique d'apparition ;
ils ne sont pas plus primitifs ou consécutifs les uns que
les autres. Et ceux-là se sont grandement trompés, qui
ont cru leur attribuer des causes génératrices différentes parce qu'il y avait une différence dans le degré de
caractérisation des divers phénomènes expressionnels.
Car si, dans la forme aiguë de la manifestation hydropique, l'absence ou la petitesse des engorgements viscéraux vous met en demeure d'expliquer la présence des
produits séreux par toute autre chose que par la gêne
mécanique de la circulation, il doit en être de même
dans la forme asthénique, alors même que dans celle-ci,

ces susdits engorgements existent d'une manière plus constante et avec un développement toujours beaucoup plus considérable.

Nous venons de parler d'engorgements viscéraux ; et comme c'est toucher de près à une des questions réputées les plus capitales dans l'étude des fièvres, nous ne pouvons nous dispenser de nous y arrêter un instant.

Qu'est-ce donc que ces fameux engorgements viscéraux, et pour ne parler que de ce qui a trait à la rate, ce terrain brûlant de nos sempiternelles controverses académiques, qu'est-ce que c'est que les intumescences et les hypertrophies de cet organe? quel est le rôle qu'il joue vis-à-vis les divers phénomènes et accidents auxquels donne lieu l'intoxication paludéenne?...

Eh bien ! pour nous, les intumescences de la rate ne sont pas autre chose que des états morbides déterminés par le travail prodromique de la judication de la fièvre, et complétement subordonnés dans le degré de leur développement et de leur diminution à la manière avec laquelle s'établissent et s'effectuent les éliminations séreuses. — Celles-ci n'arrivent-elles que tardivement, ou bien, une fois établies sont-elles faibles, languissantes, difficiles, vous aurez des intumescences très sensibles et très marquées. Au contraire, les vrais actes judicateurs sont-ils prompts à se déclarer et donnent-ils lieu à des éliminations franches et abondantes, vous n'aurez que des intumescences faibles, peu prononcées, et le plus souvent très difficilement appréciables.

Et, en effet, dans quelles circonstances, en général, voyez-vous ces engorgements se montrer avec un développement toujours plus ou moins considérable? Est-ce dans ces accès qui semblent débuter immédiatement par la période judicatrice ? Non. — Est ce dans ceux qui se jugent par de copieuses évacuations intestinales ? pas d'avantage. — Mais vous les observez spécialement dans les fièvres rémittentes et pernicieuses, c'est-à-dire dans les cas où les éliminations sont nulles, ou nullement en rapport avec le déploiement des efforts réactionnels ; vous les observerez surtout dans la forme la plus asthénique de la manifestation hydropique, c'est-à-dire dans les cas où les puissances dynamiques, usées et épuisées, ne sont plus suffisantes pour réveiller des actes judicateurs opportuns et convenables.

Examinons maintenant le mécanisme de leur production.

Si l'on soumet des individus atteints de fièvre intermittente franche et régulière, à une exploration attentive et suivie de l'organe splénique, depuis le moment où commencent à se manifester les premiers prodromes de l'accès, jusqu'à celui où s'achève l'élimination judicatrice, on voit généralement que la rate, après avoir graduellement augmenté de volume pendant quelque temps, diminue ensuite pour reprendre son volume primitif, c'est-à-dire celui qu'elle avait avant le début de l'accès. Voilà un premier fait.

Maintenant, si l'on cherche à déterminer le moment précis où cette turgescence commence à s'établir, on trouve d'assez grandes variations. Chez les uns le gonflement est déjà très appréciable dès les premiers moments de l'exploration, c'est-à-dire dès le début même des premiers prodromes, et avant que l'accès ne soit confirmé ; tandis que chez d'autres on ne pourra en constater l'existence que pendant la période du frisson, ou bien au moment où va commencer à s'établir la période sudorale. Mais ces variations ne sont, sans doute, pas réelles ; elles tiennent probablement soit au défaut d'habitude des moyens explorateurs, soit à la difficulté de pouvoir toujours saisir les premiers changements qui s'opèrent dans le volume de la rate. En tout cas, notons ce fait, c'est que le gonflement de cet organe peut déjà commencer à s'effectuer avant l'apparition des mouvements concentriques de la fièvre, d'où il résulterait que la congestion splénique, du moins dans certaines circonstances, n'est point due au reflux du sang vers les organes abdominaux, ainsi qu'on le pense généralement.

Maintenant, à quel moment la rate a-t-elle atteint son plus grand développement, et commence-t-elle à opérer son retrait? Ici les variations sont moins grandes. Aussitôt que la période judicatrice est déclarée, on voit ordinairement le développement splénique s'arrêter, et l'organe tendre à diminuer et à reprendre son volume primitif.

Ainsi donc, à chaque accès de fièvre, il y a à constater, du côté de la rate, d'abord un mouvement de turgescence hypérémique qui commence à s'effectuer à un moment que nous ne saurions préciser, mais que nous croyons toujours antérieur à la première manifestation centripète de la fièvre, et ensuite un mouvement de décroissance ou de retrait qui nous a paru correspondre avec l'établissement de la période éliminatrice.

Quant aux différents degrés de cette turgescence et de ce retrait, ils doivent, comme on le pressent bien, singulièrement varier selon les circonstances et conditions qui régissent les engorgements de la rate.

Si les stades du frisson et de la chaleur sont courts, et que la période sudorale arrive de bonne heure, la turgescence hypérémique s'arrêtant avant d'avoir atteint un certain degré de développement, pourra n'être que très difficilement appréciable. Si, au contraire, la période éliminatrice est tardive à se déclarer, et qu'une fois établie, les produits ne soient point en rapport avec les besoins de l'économie, le développement splénique pourra atteindre des dimensions si considérables, que la rupture de la rate pourra être imminente.

Il en sera de même pour ce qui regarde le retrait de cet organe. Si les éliminations sont franches et abondantes, quelque tardives qu'elles aient été, comme cela se voit chez les sujets forts et vigoureux, la rate, après avoir acquis un degré de turgescence plus ou moins considérable, pourra complétement revenir à son volume primitif. Si, au contraire, elles sont faibles, lentes, difficiles, et surtout si les actes judicateurs n'ont pas la force de pousser au dehors leurs produits, comme cela a lieu chez les individus usés et affaiblis, la rate n'opèrera son retrait que partiellement et d'une manière incomplète. Au lieu de revenir aux dimensions qu'elle avait au commencement de l'accès, elle s'arrêtera en chemin. De là un engorgement stationnaire, chronique, qui pourra être faible tout d'abord, mais qui sera le commencement de ces énormes hypertrophies que présente cet organe dans les cas de profonde cachexie paludéenne.

Comme on le voit, nous ne nions pas la constance des engorgements spléniques dans les fièvres paludéennes, car nous pensons que quand on ne peut les constater, c'est qu'en raison de leur très faible développement ils échappent à nos moyens explorateurs. Nous ne nions pas non plus leur primordialité dans la série des phénomènes appréciables de la fièvre, mais nous ne saurions en conclure qu'ils sont la cause déterminante des phénomènes ultérieurs. Est-ce que le coryza, l'enrouement, le gonflement des amygdales, l'engouement pulmonaire.... ne sont pas aussi des états morbides constants dans les fièvres exauthématiques ; ne sont-ils pas une des premières manifestations symptomatiques par lesquelles se révèlent ces affections ? Et cependant nul ne songe à y placer le point de départ de toute cette phénoménie morbide dont le terme final est un exanthème sur la peau.

Il en est de même des engorgements de la rate ; ils peuvent être une des premières manifestations visibles et appréciables de la fièvre intermittente ; ils peuvent précéder le réveil des grandes synergies réactionnelles ; mais ils n'en sont pas plus la cause déterminante qu'ils ne peuvent en être l'effet. Ce sont tout simplement des états congestionnels et fluxionnaires qui se développent sous l'influence de ce travail podromique auquel donne lieu la plupart des infections spécifiques, et qui se localisent du côté des organes viscéraux dans les fièvres intermittentes, comme ils se localisent du côté des muqueuses et des parenchymes respiratoires dans les fièvres exanthématiques et pustuleuses, états congestionnels dont le degré de développement est en raison de la longueur de la période prodromique, et dont la résolution est en raison de la franchise et de l'opportunité de la période terminale ou judicatrice.

Telle est notre manière de voir sur les engorgements et hypertrophies de la rate. Si nous n'avons pas suffisamment résolu la question de leur nature intime, ni déterminé les causes immédiates de leur production, nous avons signalé du moins les conditions qui présidèrent à

leur formation et aux divers degrés de leur développement. Et, sous ce rapport, nous croyons avoir ajouté
encore quelque chose à la solution du problême des fièvres intermittentes.

Pour en revenir, maintenant, à la manifestation hydropique, quels sont les divers siéges de localisation de
ses produits séreux ?

Ces siéges peuvent exister partout où l'on rencontre
du tissu cellulaire ou une cavité séreuse. Mais les parties dans lesquelles se déposent le plus communément
ces produits, sont les grandes cavités thoraciques et abdominales, le tissu cellulaire sous-cutané, et le parenchyme du poumon. Quant au péricarde, aux membranes
du cerveau et aux diverses articulations, etc., nous n'en
avons observé qu'un seul cas, c'est celui de Séjalon.
C'est donc plutôt par induction que par suite d'observations cliniques, que nous en admettons l'existence.

Cette grande diversité de siéges de localisation, constitue donc, pour la forme hydropique, une foule de variétés qui n'existent point dans les autres modes de manifestation de la fièvre. Bien plus : à chacune de ces variétés, peuvent se rattacher des accidents ultérieurs qui
peuvent être considérés, à certains égards, comme de
nouvelles individualités morbides ayant chacune leur
histoire symptomatologique spéciale. Et cela se comprend : dans les formes sudorale ou diarrhéique, tout est
fini avec l'élimination; celle-ci constitue le dernier acte
de la maladie. Dans la forme hydropique, au contraire,
ce dernier acte de la fièvre devient lui-même le phénomène initial d'accidents ultérieurs qui varieront en importance et en gravité, selon la quantité du produit séreux,
et selon l'organe qui en est le support. Et, dès-lors, l'on

peut prévoir tout ce que nécessiterait de divisions l'é-
tude de la manifestation hydropique, si nous avions à
l'envisager dans chacune de ses variétés particulières.
Une pareille étude n'entre point dans le but de ce travail.

Quant à l'ordre de fréquence relative de ces diverses
localisations, il doit varier, comme on le pressent bien,
selon une foule de circonstances et de conditions particulières, telles que les saisons, les prédispositions organiques, la nationalité à laquelle appartient l'individu,
ainsi que la durée de son séjour au milieu des influences paludéennes. C'est ainsi, par exemple, que, sous le
rapport de la nationalité, les localisations thoraciques
sont proportionnellement beaucoup plus fréquentes chez
les individus du midi que chez ceux du nord, ce qui est
l'inverse pour les localisations abdominales. C'est ainsi
également que la disposition aux œdèmes du poumon et
aux épanchements pleurétiques est d'autant plus prononcée que l'individu est plus nouveau en Afrique, et
moins détérioré par les influences paludéennes, ce qui
est l'inverse pour la disposition aux épanchements pé-
ritoniaux (1).

Pour achever, maintenant, ce que nous avons à dire
sur la manifestation hydropique, nous allons parler des
hémorrhagies qui peuvent accompagner quelquefois les
produits de cette forme de judication.

A propos de la manifestation diarrhéique, nous avons
déjà vu que ce n'était pas toujours de la sérosité qui con-

---

(1) Dans un travail spécial que nous comptons faire connaître très
prochainement, sur la constitution médicale de l'Algérie aux diverses époques de notre occupation, nous aurons l'occasion de revenir
plus amplement sur ce fait.

stituait exclusivement les produits de la judication de la
fièvre, et qu'au lieu de diarrhées séreuses, on pouvait
avoir quelquefois des diarrhées plus ou moins sanguines
que l'on pouvait prendre pour des dyssenteries, mais
qui en différaient essentiellement et par leurs symptômes, et par leur nature, et par le traitement qui leur
était applicable. Et bien ! nous en dirons autant pour la
manifestation hydropique. Dans cette forme expressionnelle de la fièvre, du sang peut venir se mêler en quantité plus ou moins grande aux produits séro-judicateurs
de manière à leur donner l'apparence d'une vraie complication morbide, complétement indépendante de la
fièvre dans ses causes immédiates et prochaines. C'est
ainsi que sous l'influence d'un accès à manifestation hydropique, et dans certaines conditions d'appauvrissement de l'organisme, on peut voir s'effectuer — soit
dans le tissu cellulaire sous-cutané, soit dans une cavité
séreuse, soit dans le parenchyme pulmonaire des extravasations sanguines plus ou moins considérables qui, en
se joignant aux produits séreux, peuvent faire rattacher
ceux-ci à tout autre chose qu'aux actes judicateurs de
la fièvre. De là des conclusions thérapeutiques qui pourront être plus ou moins fâcheuses.

Lorsque ce phénomène hémorrhagique se produit
dans une cavité complétement close, telle que la plèvre,
ou la membrane péritonéale, il sera sans influence sur
l'établissement du diagnostic ; et cela se comprend. Ne
pouvant se révéler par aucun signe vraiment pathogno-
monique, il restera confondu avec l'épanchement séreux, et n'en fera point varier le traitement. Mais il n'en
est pas de même s'il vient à se produire dans un organe
qui laisse trahir son existence, tel que le poumon, par

exemple. Ici, des crachements de sang peuvent avoir lieu, et dans ce cas, on peut singulièrement courir la chance de se fourvoyer dans son diagnoctic et de prendre peut-être pour une *fluxion de poitrine* un état morbide qui n'est pas autre chose qu'un produit séreux de la judication de la fièvre, auquel est venu s'associer une extravasation sanguine plus ou moins considérable.

Une pareille erreur n'est encore qu'à moitié fâcheuse lorsqu'il y a des phénomènes périodiques suffisamment caractérisés pour faire soupçonner, soit une pneumonie compliquée d'une fièvre d'accès, soit une *pneumonie intermittente*, comme le disent quelques médecins, parce qu'alors le traitement de la périodicité est précisément celui qui convient à la nature de la maladie; mais malheureusement pour le malade, il n'en est pas toujours ainsi; soit que les phénomènes périodiques soient peu appréciables, soit que la considération des accidents pulmonaires absorbe toute l'attention du médecin, il peut se faire que le diagnostic ne se rapporte qu'à l'état local, et que toute la thérapeutique soit instituée en vue de combattre une fluxion inflammatoire du poumon : c'est ce qui nous est arrivé dans les premiers temps de notre pratique en Algérie. Mais, depuis que nos idées sur la pathologie paludéenne se sont modifiées, et que nous avons reconnu que l'élément local ne devait jouer qu'un rôle très secondaire dans les préoccupations thérapeutiques du médecin, nous croyons avoir évité des erreurs que nous eussions probablement commises autrefois. En voici un seul exemple :

6ᵉ *Observation* : Maury — 45 ans — constitution vigoureuse et vierge d'affection — se trouvant compromis dans les affaires du 2 décembre 1851 , est conduit en prison où il contracte un rhume de poitrine qui dure à peu près un mois. Transporté ensuite en Afrique, il est envoyé sur les bords du Sébaou , à huit kilomètres de Dellys, pour y faire , avec ses compagnons d'exil politique, les premiers travaux du village actuel de Ben-Choun (avril 1852). Pendant huit mois , Maury se porte assez bien ; mais, vers le mois de décembre, il est atteint des fièvres intermittentes qui nécessitèrent deux entrées à l'hôpital de Dellys , à un mois environ d'intervalle.

Le 21 février suivant, Maury est renvoyé pour une troisième fois à l'hôpital ; mais cette fois-ci de sérieux accidents existent du côté de la poitrine. Voici l'état dans lequel nous le trouvons à notre contrevisite du soir, une heure après son entrée: oppression considérable — respiration courte et précipitée — décubitus dorsal impossible — toux petite , assez rare , avec expectoration de crachats séreux fortement colorés de sang — pouls vif et fréquent — peau légèrement chaude et sans moiteur — pas de point de côté. — A la percussion : matité en arrière et surtout en bas — sonoréité sus-normale en avant et en haut — à l'auscultation : imperméabilité à l'air de la partie inférieure du poumon — râles sibilants et ronflants disséminés dans toute la poitrine — respiration tubaire avec légère crépitation à la partie supérieure — du côté des autres organes rien de particulier, seulement langue pâteuse avec quelques envies de vomir — constipation depuis quarante-huit heures — rate au niveau des fausses côtes.

Malgré son état d'oppression, Maury nous met assez bien au courant des détails de sa rechute qu'il attribue à une averse de pluie qu'il a reçue il y a quatre jours —

Quant à des accès de fièvre, il ne pense pas en avoir; seulement, nous dit-il, son rhume et son oppression diminuent considérablement dans la nuit pour s'exaspérer le lendemain vers les onze heures ou midi.

Maintenant quel était le diagnostic que nous avions à porter? autrefois nous n'eussions certainement pas été embarrassé. En présence d'accidents pulmonaires aussi fortement prononcés, nous n'eussions pas hésité à diagnostiquer une *bonne fluxion de poitrine*. Et comme à travers les renseignements du malade on pouvait voir quelque chose d'intermittent, nous eussions ajouté : *compliquée de fièvre quotidienne.*

Mais nous n'étions plus dans des dispositions à nous en laisser imposer aussi facilement. D'abord nous savions que les phlegmasies des voies aériennes, qui peuvent être très fréquentes chez les nouveaux débarqués, alors que l'économie n'a encore rien perdu de ses conditions riches et plastiques, deviennent de plus en plus rares au fur et à mesure que l'économie se détériore et s'appauvrit. C'était déjà là une première raison pour nous faire douter de l'existence d'une phlegmasie. En réfléchissant ensuite sur les divers symptômes de l'affection, on voyait qu'il y avait là dessous quelque chose qui ne présentait pas le caractère d'une franche pneumonie. C'était d'abord l'absence du point de côté, et de ce faciès particulier des pneumoniques ; c'était ensuite le peu de développement des phénomènes réactionnels, comparé à l'étendue et à la gravité apparentes des accidents locaux. Toutes ces circonstances réunies et rapprochées ensuite des antécédents du malade, ainsi que des renseignements qu'il nous donnait sur les allures périodiques que prenait son affection, toutes ces circonstances, dis-je, devaient nous autoriser à penser que nous pouvions fort bien n'avoir affaire qu'à un raptus sanguin, exclusivement déterminé par les actes judicateurs de la fièvre, et complètement indépendant de tout travail phlegmasique. C'est donc dans ce sens que nous portâmes notre diagnostic. Nous prescrivîmes donc : (Tilleul édulcoré très chaud—s. q. 1,0—lavement fortement purgatif, avec recommandation de tâcher de suer).

— Et comme nous voulions cependant faire la part des chances d'erreur que pouvait courir un diagnostic trop hasardé, nous ajoutâmes : (Une petite saignée de 150 grammes.) C'était comme une concession faite à l'hypothèse d'une inflammation, et aux errements de la science actuelle.

Le lendemain, 22 février : Amendement très prononcé. — Sous l'influence d'abondantes sueurs qui ont eu lieu la nuit, la gravité des accidents pulmonaires a complétement disparu. — Le malade peut se coucher dans toutes les positions, sans éprouver cette oppression de la veille. La moiteur de la peau, ainsi que la souplesse et l'aisance du pouls, annoncent qu'une franche judication s'est opérée. Il y a encore un peu de matité à la partie inférieure et postérieure du thorax ; mais les gros bruits anormaux des bronches sont remplacés par de la crépitation *œdémateuse*. La toux est presque nulle ; il n'y a pas eu crachement de sang depuis la veille — ajoutons aussi que le sang de la saignée ne contenait aucune trace de couenne (Bouillon — tilleul édulcoré — s. q. 0,5 — vin de quinquina.)

Cinq heures du soir : Sous l'influence d'un retour fébrile qui a commencé à trois heures, une partie des accidents pulmonaires a reparu (catapl. sinapsés aux pieds.)

Le 23 , nouvel amendement très prononcé, par suite des sueurs copieuses qui ont eu lieu la nuit et qui se continuaient encore au moment de notre visite. Nous n'avons pas examiné la poitrine, afin de ne pas troubler la transpiration ; mais la respiration paraît facile et aisée — il n'y a presque pas de toux — le malade paraît content, et il compte bien, dit-il, ne pas encore laisser cette fois-ci ses os à l'hôpital. (Bouillon et pruneaux — et par mesure de précaution : s. q. 0,5.)

Le 24, l'amélioration se continue — la matité de la poitrine a disparu — il ne reste plus qu'un peu de crépitation dans cette partie du poumon qui, le premier jour, était complétement imperméable à l'air. Du reste, le malade se dit parfaitement bien, et accuse de l'appétit.

Le 25, la convalescence est assurée, et le 5 mars, Maury sort de l'hôpital complétement guéri.

Eh bien ! croyez-vous que les choses se fussent passées ainsi, si les accidents pulmonaires eussent été sous la dépendance d'un travail phlegmasique de cet organe? Croyez-vous que si c'eût été là une vraie pneumonie on en eût triomphé aussi facilement et aussi promptement, au moyen d'une petite saignée et de quelques doses de quinquina ? Evidemment, non. Il n'y a qu'une affaire de fièvre intermittente qui puisse se juger par des moyens si simples et avec une aussi merveilleuse rapidité.

Maintenant, que serait-il advenu, si nous eussions méconnu la nature et la cause déterminante de ce raptus hémarrhagique ? Il est probable que nous eussions fait de la médecine des symptômes. Préoccupé de l'étendue et de la gravité des accidents pulmonaires, nous eussions prescrit des saignées locales et générales... Voyant les accidents persister et même s'aggraver, nous eussions renouvelé cette prescription une fois... deux fois... et peut-être même davantage, à moins que l'examen du sang et la considération de l'état général ne fussent venus plus tôt calmer notre emportement à vouloir juguler la maladie. Mais, malheureusement, une fois sur la pente rapide et glissante des erreurs, on ne s'arrête pas facilement à mi-chemin ; après avoir vaincu ou prévenu le soi-disant état phlogistique (ce qu'on croit avoir fait parce qu'on a achevé de rendre les accès fébriles complétement inappréciables dans leurs phénomènes réactionnels), on veut combattre l'imminence de l'asphyxie par un dégorgement mécanique du poumon.... Puis, quand on a rendu son malade exsangue, on met sur le compte de l'opiniâtreté de la maladie, des revers qu'on devrait attribuer à l'opiniâtreté de ses erreurs.... C'est là l'histoire d'un grand nombre de nos prétendues *pseudo-pneumonies* d'Afrique.

Ceci ne veut point dire que toutes les congestions et hypérémies pulmonaires qu'on rencontre en Algérie soient déterminées et gouvernées par de simples accès périodiques ; il en est certainement qui en sont indépendantes, soit dans leurs causes éloignées, soit dans leurs causes immédiates et prochaines, et dans lesquelles peuvent se rencontrer des indications formelles à l'emploi des émissions sanguines ; mais, outre que ces *hypérémies à saignées* sont excessivement rares surtout chez les individus prédisposés à la manifestation hydropique, elles ont des caractères et des allures qui ne permettent pas de les confondre avec les *hypérémies à quinquina* ; elles n'ont point, comme celles-ci, des expressions symptomatiques aussi franchement intermittentes. Leurs phénomènes généraux sont assez bien en rapport avec l'étendue des accidents locaux , et attestent toujours , soit par leur continuité, soit par leur développement, un travail phlegmasipare plus ou moins considérable, toutes choses qui ne se rencontrent généralement pas dans les hypérémies à quinquina. Il est vrai que la constitution médicale du pays , en imprimant son cachet à toutes les maladies régnantes , peut en modifier et en *fausser* les caractères distinctifs ; mais cette modification n'est pas telle qu'on ne puisse les différencier suffisamment , surtout si l'on tient compte des antécédants et des conditions organiques de l'individu , ainsi que de toutes les circonstances qui peuvent éclairer le diagnostic.

VI.

Après ces considérations générales sur les trois formes par lesquelles peuvent se juger les fièvres intermittentes, il nous reste à dire deux mots sur le traitement, non point pour en faire connaître les divers agents , ni pour établir les règles de leur application , mais bien pour y chercher une nouvelle et dernière preuve confirmative des idées qui constituent le fond de ce travail.

Car telle est l'impérieuse exigence de la logique, c'est que pour qu'une théorie médicale soit vraie et acceptable, il ne faut pas seulement qu'elle paraisse plus ou moins ingénieuse et séduisante à l'esprit de spéculation, mais il faut qu'elle soit confirmée par l'expérimentation clinique, il faut — et c'est là le *criterium* de sa valeur — qu'elle soit justifiée par le mode d'action des divers moyens ou agents dont la pratique a sévèrement sanctionné l'efficacité curative.

Est-ce là le caractère de notre théorie des éliminations séreuses ? Oui, précisément. Et si l'on veut se donner la peine d'étudier, sous ce rapport, les divers modes de traitement qui ont une place légitime et bien marquée dans la thérapeutique des fièvres, on verra que tous, soit directement, soit indirectement, conduisent à la production d'une élimination séreuse, et que ce n'est qu'à cette condition essentielle qu'ils jouissent d'une efficacité fébrifuge ; c'est ce que nous allons rapidement examiner.

Mais d'abord, commençons par le dire, toutes les fièvres intermittentes n'exigent pas absolument et nécessairement l'intervention d'une médication pharmaceutique. Il en est qui se guérissent parfaitement bien par les seuls efforts médicateurs de la nature, sans qu'on soit obligé d'en venir à un traitement spécial quelconque. C'est ce que les anciens avaient déjà très bien reconnu. Et quoique depuis la découverte du quinquina, de pareilles guérisons soient beaucoup moins fréquentes qu'autrefois, en raison de notre précipitation à vouloir juguler la maladie dès son début, elles ne sont pas cependant tellement rares que nous n'ayons de temps en temps l'occasion d'en constater l'existence.

Eh bien! comment peut-on expliquer de pareilles guérisons? Il est évident que s'il y avait le moindre petit remède d'administré, on pourrait invoquer les modifications matérielles ou dynamiques que l'on supposerait avoir été imprimées à l'organisme, par l'action de cet agent; mais ici ce n'est plus ça : vous avez affaire à des guérisons qui se sont effectuées sous l'influence exclusive des efforts médicateurs de la nature, et force est bien de jeter exclusivement sur le compte de ces efforts spontanés le résultat obtenu.

Maintenant, comment se traduit cette spontanéité médicatrice. Nous l'avons déjà dit : elle se traduit dans les fièvres intermittentes par une élimination séreuse, comme elle se traduit dans les maladies éruptives par un exanthème, ou une pustulation sur la peau ; c'est là son phénomène expressionnel. Et, en effet, si l'on veut bien examiner ce qui se passe dans de pareilles circonstances, on verra qu'il n'y a pas de guérison spontanée de fièvres, sans qu'il n'y ait production d'une élimination séreuse plus ou moins abondante ; tantôt ce sera une diarrhée copieuse dont l'invasion subite jugera définitivement la maladie, tantôt ce sera un ou plusieurs accès d'une transpiration excessivement abondante et profuse. Or, quand on voit une fièvre, qui persistait peut-être depuis un temps plus ou moins long, s'amender d'abord et puis enfin disparaître comme par enchantement, à la suite d'énormes sueurs ou de considérables évacuations intestinales, il me semble qu'on ne peut guère faire autrement que d'attribuer à la production de ce phénomène tout le bénéfice de la guérison. Et s'il en est effectivement ainsi, n'est-ce pas là une confirmation péremptoire des idées que nous soutenons, sur le rôle que jouent les éliminations séreuses dans la curation des fièvres.

Sans doute, de pareilles guérisons ne sont que des exceptions plus ou moins rares dans l'histoire *actuelle* de la thérapeutique fébrifuge ; mais, si rares qu'elles soient, elles n'en prouvent pas moins une chose, c'est que la nature médicatrice peut se suffire à elle seule, dans certaines circonstances ; pour la guérison des fièvres, sans qu'il soit nécessaire de lui venir en aide par une médication quelconque. C'est là un fait que nous tenons à faire ressortir, non seulement parce qu'il nous donne la clé des explications que nous aurons à donner sur le mode d'action thérapeutique des diverses médications fébrifuges , mais encore parce qu'il nous met sur la voie d'un certain nombre de moyens curatifs à employer. Et en effet, si l'organisme intoxiqué a la puissance d'arriver *quelquefois* à une guérison spontanée, en donnant naissance à d'abondants produits judicateurs , n'est-il pas logique de supposer que *quelquefois* aussi on pourrait obtenir un pareil résultat, en imitant les procédés naturels dont l'observation vient de nous révéler le mécanisme. Eh bien ! ce que l'induction conseille, l'expérience le confirme ; et nous allons voir qu'effectivement il existe un certain nombre de fièvres dont on peut parfaitement obtenir la guérison, soit en faisant naître d'abondantes sueurs , par de simples moyens sudorifiques , soit en provoquant de copieuses éliminations intestinales , par l'emploi des divers agents de la médication évacuante.

Voyons d'abord les cas où les sudorifiques sont suffisants comme moyens fébrifuges exclusifs.

Pour que la judication des fièvres puisse s'effectuer

spontanément d'après le mode normal et favori de l'intoxication paludéenne, certaines conditions sont nécessaires, soit de la part des grands foyers ou des conducteurs de l'innervation, soit de la part des appareils éliminateurs de la peau.

De la part de l'innervation : il faut que les influx dynamiques soient suffisants et suffisamment harmoniés dans leur distribution, pour exciter, dans une mesure convenable, les émonctoires cutanés.

De la part de ces émonctoires : il faut qu'ils se trouvent dans un état fonctionnel suffisant, pour répondre largement au but des efforts judicateurs de la nature.

Or, il peut se faire que ces conditions viennent à manquer en tout, ou en partie, et dans ces cas, la nature se trouvant impuissante à faire, à elle seule, les frais de la guérison, il sera nécessaire de lui venir en aide par l'emploi d'une médication active. Seulement cette impuissance de la nature pouvant singulièrement varier, et sous le rapport de son degré de développement, et sous le rapport des causes qui l'ont produite, la médication devra également varier, et dans le degré d'activité, et dans le choix de ses moyens.

Lorsque la nature ne fléchit qu'à un faible degré, et lorsque surtout son impuissance ne reconnaît pour cause qu'un peu de paresse ou d'inactivité des fonctions éliminatrices de la peau, on comprend qu'un simple stimulant de ces fonctions pourra suffire pour rendre à la nature la puissance de sa spontanéité médicatrice. Eh bien ! c'est dans ces cas que les sudorifiques seront tout spécialement indiqués, et qu'ils pourront suffire, à eux seuls, pour la guérison de la fièvre, sans qu'il soit nécessaire d'en venir à l'emploi d'autres médications. Et,

en effet, au lieu de vouloir juguler par le sulfate de quinine, toutes les fièvres intermittentes qui se présentent
dans les conditions que nous venons de signaler, essayez
seulement d'obtenir de nombreuses et abondantes transpirations, soit par des bains de vapeur, comme le font
les Maures avec tant de succès, soit en couchant votre
malade sous d'épaisses couvertures de laine, et lui administrant des boissons chaudes et diaphorétiques, soit
enfin par tout autre moyen, et vous verrez que vous obtiendrez ainsi des guérisons sur lesquelles vous n'eussiez pas cru pouvoir compter sans le secours de la médication quinique.

Sans doute, ce n'est point au milieu des grands foyers
paludiques, que les fièvres pourront se prêter souvent
à la simplicité de cette méthode curative. Et cela se
comprend : Les efforts médicateurs de l'organisme quelque puissants qu'ils soient tout d'abord, ne tardent
pas à fléchir profondément et rapidement devant l'intensité et la continuité d'action du principe infestieux....
Ce n'est donc point là qu'il faut aller chercher de nombreux exemples de guérison par l'emploi exclusif des
sudorifiques. Mais ce sera plus particulièrement dans les
localités où les fièvres règnent plutôt sporadiquement
qu'épidémiquement. Ce sera lorsqu'on a affaire à ces
affections périodiques qui se développent sous l'influence
de quelqu'évacuation tellurique accidentelle, ou bien encore sous l'influence de ces pertubations organiques auxquelles donnent lieu, soit les changements de saisons,
soit les variations atmosphériques, soit certaines constitutions médicales. Des accès auront lieu, mais ce seront des accès qui rencontreront un organisme généralement bien disposé à produire des réactions synergi-

ques et fructueuses. Et si , dans ces cas, la nature tend à fléchir, on est à peu près sûr qu'elle ne fléchit qu'à un faible degré, et que quelques stimulants des fonctions éliminatrices suffiront pour rendre largement efficaces ses efforts médicateurs. C'est ce que nous avons eu très fréquemment l'accasion de constater pendant notre séjour à Dellys.

Mais, c'est surtout depuis notre rappel en France que nous avons pu apprécier tout ce que l'on pouvait attendre des sudorifiques , comme moyens curateurs exclusifs. Chargé depuis six mois du service de santé d'un de nos régiments de Lyon, nous voyons tous les jours arriver à notre visite du matin des militaires accusant des fièvres intermittentes parfaitement caractérisées. Sans doute , ces fièvres ne sont pas le résultat d'une intoxication marématique, proprement dite. Mais, chacun sait aujourd'hui, qu'il y a autre chose que le miasme des marais, pour produire la fièvre ; il y a ces miasmes telluriques qui se dégagent à certaines saisons et sous l'influence de certaines conditions atmosphériques. Il y a aussi ces exhalations à petits foyers multiples, qui constituent assez généralement l'état des conditions hygiéniques de la plupart de nos casernes militaires. Or, pour peu qu'à ces causes morbides viennent s'ajouter , soit l'influence dépressive d'un moral nostalgique, comme cela a lieu généralement chez les jeunes recrues , soit les subites repercussions sudorales auxquelles sont si fréquemment exposés nos militaires de Lyon, on comprendra facilement que nous ayons des fièvres intermittentes en assez grand nombre , et que ces fièvres ne se jugent pas toutes , par les seuls efforts spontanés de la nature.

Eh bien ! quels sont les moyens curatifs que nous employons dans ce cas ?

Comme de pareilles fièvres peuvent être considérées comme le résultat d'une intoxication à son minimum d'intensité, et comme, d'un autre côté, l'organisme se trouve dans des conditions plastiques généralement assez satisfaisantes, nous nous contentons tout simplement d'agir sur les fonctions éliminatrices de la peau, par quelques uns des moyens sudorifiques que nous avons signalés. Nous faisons coucher nos malades sous d'épaisses couvertures de laine, avec la recommandation expresse de *tâcher de suer, et de suer le plus possible*, lorsque l'accès se manifestera. Et si ces moyens ne suffisent pas, nous ajoutons quelques boissons diaphorétiques très chaudes, telles qu'une infusion de tilleul ou de bourrache, — un lait de poule quand les malades peuvent se le procurer — ou ce qui est préférable encore, un bon bol de vin chaud, ce remède favori du troupier. Eh bien ! si à l'aide de ces simples moyens curatifs, d'abondantes sueurs peuvent s'établir, il est rare qu'un amendement notable n'ait pas lieu dès le lendemain, et que la fièvre ne soit pas radicalement coupée au bout de trois ou quatre jours de ce traitement.

Mais, je le répète, pour qu'un pareil résultat puisse être obtenu, il faut que l'organisme ne s'éloigne pas trop des conditions capitales que nous avons dit être nécessaires pour que la nature puisse, à elle seule, faire les frais de la guérison. Car, s'il en était autrement, les sudorifiques seraient insuffisants comme moyens curateurs exclusifs ; ils ne seraient utiles que comme moyens auxiliaires du traitement approprié à l'état des conditions de l'organisme.

Parlons maintenant de la médication évacuante.

S'il est un fait qui démontre grandement tout le rôle que jouent les éliminations séreuses dans la curation des fièvres, c'est évidemment le résultat thérapeutique que l'on obtient à l'aide des vomitifs et des purgatifs. Ici, en effet, il n'y a pas à invoquer les vertus antipériodiques de ces médicaments, comme on pourrait le faire à l'égard du quinquina. Il n'y a pas à invoquer non plus une action hyposthénisante de la part de ces agents, comme on pourrait le supposer, car s'il en était ainsi, le résultat serait beaucoup plus sûrement acquis par la classe des médicaments qui jouissent de propriétés sédatives à un plus haut degré de puissance. La seule chose à laquelle on puisse donc attribuer leur action curative, c'est évidemment la production des éliminations séreuses que l'on obtient à la suite de l'administration de ces substances.

Sans doute, on peut nous objecter, que si les évacuants sont si efficaces dans le traitement des fièvres, ce n'est point précisément parce qu'ils déterminent ces éliminations séreuses qui, d'après nous, seraient la condition *sine quâ non* de la guérison, mais bien parce qu'ils combattent avantageusement les embarras bilieux et saburraux qui existeraient dans cette fièvre à titre de complication purement accidentelle. Telle est du moins l'opinion de la plupart des pathologistes et des médecins modernes.

Pour que cette manière d'envisager l'action curative des évacuants, eût une valeur sérieuse, il faudrait admettre que ces médicaments ne sont utiles que comme moyens préparatoires de traitement, or, ce n'est point là le seul avantage que l'expérience leur a reconnu. Elle a constaté aussi, que l'on pouvait par l'emploi intelligent de cès moyens, arriver à guérir des fièvres qui étaient restées réfractaires à toute autre médication thérapeutique.

D'un autre côté, cette manière de considérer les évacuants est complétement erronnée, en ce qu'elle tend à nous donner une fausse idée sur la nature et sur la valeur séméiotique des embarras bilieux et saburraux des fièvres intermittentes. Qu'est-ce, en effet, que ces divers états morbides? Et pour parler tout d'abord de l'embarras bilieux, est-ce une vraie complication, c'est-à-dire un état morbide indépendant de la fièvre dans ses conditions d'existence, et pouvant être considéré à part dans l'institution du traitement? Cela peut être effectivement ainsi dans quelques circonstances ; et alors l'on comprend que l'évacuation de la bile constitue le seul et unique but qu'il s'agit d'atteindre par l'emploi des vomitifs. Mais il n'en est pas ainsi dans la grande majorité des cas. Au lieu d'être une complication de la fièvre, l'embarras bilieux est tout simplement une des manifestations symptomatiques de cette fièvre elle-même, existant au même titre et de la même manière que les engorgements de la rate. Lorsque nous avons parlé de ceux-ci, nous avons dit quels étaient les causes et le mécanisme de leur production ; nous avons vu que leur développement était en raison directe de la lenteur et de la difficulté qu'éprouvaient les éliminations séreuses à s'effectuer. Eh bien ! les engorgements hépatiques et les embarras bilieux ne sont pas d'une autre nature ; et bien qu'ils soient favorisés dans leur développement par la chaleur et certaines constitutions atmosphériques, ils reconnaissent pour une de leur cause principale une impuissance fonctionnelle plus ou moins grande des organes éliminateurs de l'économie, d'où il suit que le traitement de ces états bilieux , ne peut être fructueux et vraiment efficace, qu'autant qu'il est lui-même le traitement des causes qui les ont fait naître.

Et, en effet, si par l'emploi des vomitifs vous n'obtenez, pour tout résultat, que l'évacuation d'une certaine quantité de bile, sans autre produit judicateur, vous aurez procuré, il est vrai, un soulagement momentané en faisant disparaître quelques uns des phénomènes qui tiennent à la présence de cette humeur, telles que la sensibilité épigastrique, les douleurs névralgiques sus-orbitaires, etc. ; mais vous n'aurez rien fait pour la fièvre elle-même. Celle-ci n'en continuera pas moins à suivre sa marche ordinaire comme si de rien n'était. Bien plus : cet embarras bilieux que vous avez combattu, comme si c'était une vraie complication accidentelle, ne tardera pas à reparaître et à se manifester de nouveau par les symptômes qui lui sont propres.

Ce n'est donc point par le seul fait de l'évacuation de la bile que les vomitifs peuvent jouir d'une action fébrifuge, mais bien par le mouvement sudoral qui se manifeste généralement à la suite de l'administration de ces substances. Et la preuve , c'est qu'il n'est pas toujours rigoureusement nécessaire que des vomissements s'effectuent. Il suffit qu'une abondante diaphorèse générale vienne à s'établir et persiste pendant un temps plus ou moins long, comme on l'observe à la suite de l'administration du tartre stibié à doses fractionnées, ou de la fameuse potion de Peysson.

Quant aux purgatifs , c'est la même histoire. Si ces médicaments sont si utiles et si efficaces dans la théra-

peutique paludéenne, si, dans certaines circonstances,
ils peuvent guérir des fièvres devenues rebelles à tout
autre traitement, ce n'est point parce qu'ils modifient
l'état suburrhal des intestins, et qu'ils rendent ainsi plus
facile l'absorption des substances médicamenteuses,
mais c'est plutôt parce qu'ils activent surabondamment
les évacuations séreuses, et qu'ils satisfont ainsi aux indications de la nature qui tend à porter sur l'intestin le
siége de ses actes judicateurs.

Quoi qu'il en soit de ces explications, toujours est-il
qu'il n'existe pas de guérisons de fièvres par l'emploi des
vomitifs ou des purgatifs, sans qu'on voit apparaître l'é-
limination séreuse comme le seul phénomène susceptible de rendre raison de l'efficacité de ces agents. Et
c'est là ce que nous avions à faire ressortir afin de jus-
tifier ce que nous avons dit sur l'importance et la nécessité de ce produit judicateur.

Nous allons examiner maintenant une autre série d'a-
gents fébrifuges dont le mode d'action est un peu plus
complexe et différent, nous voulons parler du quinquina, des amers, des toniques et de tout ce qui constitue,
en général, ce qu'on appelle la médication analeptique
et fortifiante.

C'est ici, sans doute, que m'attendent ceux qui ne sont
pas suffisamment édifiés sur le rôle que jouent les éliminations séreuses dans la curation des fièvres. Peut-être
nous accordera-t-on volontiers que le mode d'action des
sudorifiques et des évacuants peut, jusqu'à un certain
point, coufirmer notre manière de voir à cet égard, mais
on nous dira qu'il est loin d'en être ainsi pour ce qui
regarde une foule d'autres substances, et notamment le
quinquina dont les propriétés fébrifuges sont cependant

bien autrement sûres et certaines que celles des divers agents de la médication sudorifique et évacuante.

Oui, cela est vrai ; lorsqu'on se contente d'étudier les propriétés physiologiques de ces médicaments, on ne trouve rien dans leur mode d'action, qui semble devoir conduire à la production d'une élimination séreuse, du moins d'une manière directe. Mais, comme on le sait, ce n'est pas toujours aux effets physiologiques d'un agent médicamenteux qu'il faut demander la raison immédiate et prochaine de ses effets thérapeutiques. Entre les uns et les autres il peut y avoir des phénomènes intermédiaires plus ou moins nombreux dont il faut tenir compte si l'on veut saisir les liens de causalité et de filiation qui les unissent. Or, c'est précisément ce qui a lieu pour les divers agents dont nous nous occupons. S'ils ne conduisent pas, tout droit, à la production des éliminations séreuses, ils y conduisent indirectement et médiatement, en déterminant dans l'organisation certains phénomènes, qui sont eux-mêmes la raison en vertu de laquelle ces éliminations s'effectuent. Maintenant, quels sont ces phénomènes ? c'est ce que nous allons rapidement examiner.

Plusieurs conditions sont nécessaires, avons nous dit, pour que les éliminations séreuses puissent s'effectuer d'une manière convenable et suffisante. Et pour ne parler ici que de celles qui ont trait à notre sujet, non seulement il faut que l'organisme soit susceptible de produire un degré de réaction en rapport avec le degré d'intensité des stimulus morbides, mais il faut encore que ces réactions, quand elles existent, soient régulières et synergiques. Or, ce sont là deux conditions qui peuvent manquer dans certains cas d'intoxication, et, alors, le travail judicateur de la fièvre ne pouvant s'établir, il y aura nécessité soit de réveiller les réactions, soit de rétablir de la régularité et de la synergie dans leurs actes expressionnels. Eh bien ! ce sont là les deux indications capitales que sont appelés à remplir les divers médicaments qui nous occupent. C'est là le but et l'unique but de leurs propriétés curatives. Seulement le choix du médicament à employer ne sera pas indifférent ; il variera selon la nature des conditions morbides qu'il s'agit de combattre.

Il existe des fièvres, disons-nous, dans lesquelles la nature périclite par défaut de réactions suffisantes. C'est lorsqu'on a affaire à ces individus qui sont plus ou moins usés et détériorés à la suite de nombreuses rechutes d'accès intermittents. L'économie a beau se trouver incessamment aux prises avec un principe infectieux, elle est tellement appauvrie qu'elle n'a pas la force de produire des réactions convenables ; ou s'il s'en produit, elles sont tellement faibles, partielles et passagères, qu'elles ne peuvent donner lieu qu'à des produits judicateurs imparfaits et misérables. La plus grande partie de la sérosité à éliminer, reste dans le sang, et achève encore d'y étouffer ce qui restait de puissance réactionnelle.

Que faut-il faire dans de pareilles circonstances ? Faut-il employer les sudorifiques, les vomitifs, les purgatifs ?..... Non. Car ce n'est point par l'épuisement de l'incitabilité fonctionnelle de la peau ou de l'intestin, que la nature tend à péricliter ; le danger vient de plus loin. Faut-il administrer le sulfate de quinine ? Non ; ce n'est pas encore le moment ; et la preuve, c'est qu'il échoue dans de pareilles conditions. Mais ce qu'il faut faire, c'est de reconstituer l'organisme ; c'est de rendre au sang ses principes riches et plastiques ; cet élément essentiel de toute réaction salutaire. Ce n'est qu'alors, et alors seulement, que l'on pourra compter sur les efforts de la nature et sur la possibilité d'une judication de la fièvre.

Et, en effet, examinez la série des phénomènes qui se développent chez les individus qui se trouvent dans les conditions que nous venons de signaler, et que l'on soumet à la médication tonique et reconstituante. Au fur et à mesure que l'économie se relève, vous voyez les réactions devenir de plus en plus évidentes et salutaires. Au lieu d'accès incomplets ne se révélant que par quelques frissons erratiques, se sont des accès de plus en plus caractérisés dans leurs expressions réactionnelles et terminales. Les éliminations qui, jusque là, ont été plus ou moins faibles, partielles ou nulles, vont devenir de plus en plus abondantes et copieuses. Tout d'abord elles pourront consister en de simples suffusions ou collections hydropiques, mais au fur et à mesure que l'économie prendra du ton et de la force, cette forme incomplète et imparfaite de la judication des fièvres tendra de plus en plus à être remplacée par une forme plus normale et plus efficace (1).

Comme on le voit, ce n'est point par une action neutralisante sur le principe infectieux, ni par des vertus

---

(1) C'est ici l'occasion de comprendre ce qu'ont de profondément vrai et judicieux ces remarques de Sydenham, lorsqu'il dit, que dans les fièvres intermittentes chroniques, l'apparition des œdèmes et des anasarques, est un signe favorable de guérison.

anti-périodiques, que les moyens dont nous parlons sont si efficaces dans le traitement des fièvres ; ce n'est pas non plus en agissant directement sur les organes élimi- nateurs, à la manière des sudorifiques, mais c'est en to- nifiant l'économie, c'est en rendant au sang ses princi- pes organisables et réparateurs ; en un mot, c'est en éle- vant l'organisme jusqu'au degré de la fièvre, cette salu- taire manifestation de la vie aux prises avec un principe infectieux.

Et ce que nous disons ici des amers, des toniques, des ferrugineux, etc., s'applique également à tout ce qui agit favorablement, de près ou de loin, sur les actes de la chimie vivante, tels que les régimes substantiels, les changements d'air, l'exercice, etc., etc., etc. ; que de fièvres rebelles ont été guéries ou préparées à la guérison par l'emploi intelligemment combiné de ces di- vers moyens !

Sans doute une pareille médication, quoiqu'opportu- nément employée, ne sera pas toujours suffisante pour arriver à la guérison de la fièvre. C'est qu'alors, aux con- ditions morbides qui consistent dans un appauvrissement du sang, succèdent d'autres conditions que les toniques n'ont pas pour but de combattre, et qui nécessitent l'em- ploi d'une autre médication.

Voilà pour ce qui regarde les amers, les ferrugineux, et les toniques proprement dits. Voyons maintenant le quinquina. Et s'il est vrai que ce médicament n'a d'au- tre effet curatif que celui de rendre à l'économie les con- ditions qui lui manquent pour le déploiement régulier de ses efforts judicateurs, examinons quelles sont les

modifications organiques au moyen desquelles il arrive
à ce résultat.

Ici la question n'est peut-être pas facile à résoudre.
Dans l'étude du mode d'action des divers agents de la
médication tonique, nous avons pu facilement saisir et
déterminer la nature des phénomènes physiologiques qui
pouvaient rendre raison de leur efficacité curative ; mais
il n'en est pas de même pour un médicament, dont les
propriétés sont plus ou moins complexes. Non seulement, par son principe amer et astringent, le quinquina
est un des plus puissants toniques des fonctions végéta-
tives, mais il est encore, par son principe alcalin, un des
plus puissants modificateurs du système général des forces. Or, si comme agent tonique, son mode d'action est
facile à déterminer, il n'en est pas de même, lorsqu'il
agit, comme agent dynamique. Sous ce rapport-ci, la
nature des modifications qu'il imprime aux influences
nerveuses, et d'où découle la raison de son efficacité,
n'est pas facilement saisissable. Sont-ce des modifications de nature tonique, analogues à celles qu'il détermine sur les tissus lorsqu'il agit par son principe amer
et astringent ? Ou bien, sont-ce des modifications de nature hyposthénique, comme le prétendent certains médecins, et comme on pourrait le supposer, lorsqu'on n'a
égard qu'à la chute du mouvement fébril et réactionnel ? Ce sont là des questions auxquelles chaque système peut avoir sa réponse, et chaque médecin, la sienne.
Quant à nous, sans avoir la prétention d'en donner une
solution satisfaisante, nous croyons pouvoir dire, que les
principes alcalins du quinquina nous semblent agir spécialement en rétablissant les synergies vitales et en ré-
gularisant les efforts réactionnels de l'organisme. C'est

là du moins ce qui nous paraît ressortir de l'étude inter-
prétative des divers cas où le sulfate de quinine rencontre la condition la plus favorable à la manifestation de
sa spécificité.

Quels sont, en effet, ces cas ? Est-ce lorsqu'on a affaire à ces fièvres, à cachet asthénique, dans lesquelles
l'économie périclite par défaut de réactions suffisantes ?
Non, car c'est précisément dans ces cas que le sulfate de
quinine est à son minimum d'efficacité fébrifuge.

Est-ce dans ces fièvres franches et légitimes, qui tout
en se manifestant par de puissantes réactions, donnent
naissance à de bonnes éliminations judicatrices ? Ici, sans
doute, le sulfate de quinine est beaucoup plus puissant,
mais d'autres moyens curateurs le sont également ; les
seuls efforts de la nature peuvent même suffire pour as-
surer la guérison. Ce n'est donc point encore là que le
le sulfate de quinine rencontre la condition la plus
favorable à la manifestation de sa plus haute puissance
curative, ce n'est point alors qu'il est vraiment spécifique.

Mais ce sera dans les fièvres remittentes et pernicieuses, c'est-à-dire dans ces fièvres plus ou moins graves,
dans lesquelles les actes judicateurs sont loin d'être en
rapport avec le degré de violence et d'intensité des phénomènes réactionnels. Dans ces cas, l'économie a beau
répondre énergiquement à l'impression des stimulus
morbides, elle a beau déployer toutes ses forces au développement de puissantes réactions fébriles, tous ses
efforts restent plus ou moins inutiles et infructueux. Il
y a beaucoup de phénomènes, mais pas de produits. Il
semble que les influx dynamiques soient déviés de leur
destination naturelle pour s'user en des actes inutiles et

sans but. Les forces ne manquent, mais il n'y a pas de régularité dans leur distribution , il n'y a pas harmonie parfaite d'action ; il n'y a pas synergie fonctionnelle....

Eh bien ! si c'est là la condition la plus favorable à la manifestation de la spécificité du sulfate de quinine , si c'est là le triomphe de sa puissance curative, ne semble-t-il pas que ce soit dans l'action de modifier cet état de l'organisme , qu'il faut chercher la raison des propriétés fébrifuges de ce médicament. Et, s'il en est réellement ainsi, si effectivement, le sulfate de quinine n'a d'autre but que de régulariser les réactions, et d'en coordonner les actes en vue des besoins de l'économie , on comprend de suite pourquoi ce médicament perd de plus en plus de son privilége spécifique au fur et à mesure qu'on s'approche des cas où les réactions sont plus franches et plus régulières dans leurs expressions terminales. On comprend aussi pourquoi il est plus ou moins inefficace lorsqu'on arrive aux cas dans lesquels le danger provient d'un défaut de réactions suffisantes ; c'est que là ou il n'y a pas de réactions, là il n'y a rien à régulariser. Le but de l'action curative du médicament n'existant pas , son application est sans raison d'être. Et c'est pour cela que, dans de pareilles occurences, les amers , les toniques , etc., sont plus spécialement indiqués ; c'est pour cela que le quinquina en poudre réussit là où ses principes alcalins étaient sans succès appréciable. Tant il est vrai que le traitement rationnel des fièvres ne consiste pas dans l'adoption invariable de telle ou telle médication , mais bien dans l'emploi raisonné et opportun de tel ou tel agent, selon les indications curatives qui se présentent à remplir.

Sont-ce là les seules propriétés médicales du quin-

quina ? c'est ce que nous ne voulons ni affirmer, ni con-
tredire. Car il est possible qu'il ait une certaine action
neutralisante sur le principe infectieux ainsi que quelques médecins seraient disposés à l'admettre. C'est là
une opinion qui n'a rien d'invraisemblable ; et dans le
cas où elle serait vraie , elle ne ferait que changer les
termes de notre explication, sans rien changer aux conséquences que nous en déduisons. Et , en effet, on peut
très bien admettre que le défaut de synergie dans les
actes réactionnels ait pour cause l'intensité et la septi-
cité du principe toxique, et dès lors on comprend qu'une
substance qui aurait une action neutralisante sur ce
principe, combattrait avantageusement la condition morbide qui en résulte et qui s'oppose à la production des
éliminations séreuses.

Il est possible aussi que le quinquina ait une certaine
vertu antipériodique ; et, à ce titre, il peut-être parfaitement indiqué lorsqu'il y a de l'intermittence dans les
diverses manifestations paludéennes. Mais , si c'était là
son seul et unique mode d'action , il ne guérirait pas
plus les fièvres qu'il ne guérit une foule d'autres affections dans lesquelles existe de la périodicité. Ce phénomène est un des symptômes variables et accessoires des
intoxications telluriques , mais ce n'est point ce qui en
constitue le fonds et la nature. On peut le combattre ,
mais on ne guérit point la maladie.

Ainsi donc , sans dénier au quinquina les diverses
propriétés que nous venons de nommer, nous croyons
nous rapprocher davantage de son vrai mode d'action ;
en le considérant , tantôt comme un agent tonique des-
tiné à réveiller les réactions — c'est lorsqu'il agit plus
spécialement par ses principes amers et astringents —

et tantôt comme remède dynamique , ayant pour but de régulariser les réactions lorsqu'elles ne sont pas coordonnées en vue des besoins de l'économie ; double propriété qui , permettant à ce médicament de satisfaire aux deux indications les plus fréquentes qui se présentent à remplir dans le traitement des fièvres , justifie une partie de ses droits au monopole des guérisons.

Maintenant que ce soit là , oui ou non, la nature des modifications au moyen desquelles le quinquina rend libre ou possible le déploiement des efforts judicateurs de l'organisme, toujours est-il que sous l'influence de ces modifications, on voit se produire un phénomène, comme expression constante de son efficacité , et ce phénomène, c'est un rétablissement ou une suractivité des fonctions éliminatrices de l'économie, et plus spécialement de celles de la peau. Et, en effet, étudiez ce qui se passe dans les divers cas de fièvres où le quinquina est administré avec succès : si c'est une fièvre à manifestation sudorale, vous verrez la diaphorèse qui dans les accès précédents, avait été plus ou moins faible ou nulle, devenir dans les accès suivants, beaucoup plus abondante et profuse. Si c'est une fièvre diarrhéique, les évacuations intestinales pourront être sensiblement augmentées , mais en général elles s'arrêteront peu à peu, et quelquefois subitement, pour être remplacées par l'élimination normale de la peau. Il en sera de même dans les fièvres à forme hydropique ; seulement, dans ces cas, l'effet favori du quinquina sera un peu plus lent à se produire, c'est-à-dire que le rétablissement des fonctions de la peau, d'après la loi normale de la judication paludéenne, sera plus ou moins tardif et plus ou moins difficile à se produire, selon la nature des causes qui auront appelé dans le tissu cellulaire ou dans une cavité séreuse, les produits judicateurs de la fièvre...

Voilà du moins ce que l'observation nous a révélé, comme un des effets thérapeutiques du quinquina; et s'il y a des exceptions à cette règle, quant à ce qui concerne les changements de forme que peut revêtir la judication de la fièvre sous l'influence de ce médicament, il n'y en a pas quant à ce qui regarde le rétablissement ou la suractivité des fonctions éliminatrices de l'économie. Et ceci nous suffit pour que nous trouvions, dans cet effet de la médication quinique, une nouvelle preuve confirmative du rôle que nous faisons jouer aux éliminations séreuses dans la curation des fièvres.

Nous allons examiner maintenant un autre agent qui, avant la découverte du quinquina, était considéré comme un des meilleurs fébrifuges, et qui, depuis, a été préconisé, par quelques médecins, comme un véritable succédanné du sulfate de quinine, nous voulons parler de l'opium. Tout en tenant compte de ce qu'il peut y avoir d'exagéré dans cette opinion, nous devons dire qu'elle a été établie par un trop grand nombre de succès, et reconnue par un trop grand nombre de bons observateurs, pour qu'on puisse refuser à ce médicament une très grande efficacité dans le traitement des fièvres.

Eh bien ! quel est le mode d'action de cet agent médicamenteux ? N'est-il pas un des plus puissants modificateurs des influences nerveuses ? N'est-ce pas à lui qu'on a recours quand il s'agit de calmer et de pacifier les divers troubles de l'innervation ? N'est-ce pas un des remèdes les plus héroïques, pour modérer et combattre ces accidents plus ou moins graves qui ont leur point de départ dans les centres et les conducteurs nerveux, et qui paraissent dépendre de quelque perversion dans la circulation et la distribution des influx dynamiques ? Et, sous ce dernier rapport, n'a-t-il pas des propriétés qui le rapprocheraient à certains égards, du quinquina, lorsque cette substance agit par son principe alcaloïde, c'est-à-dire comme régulateur des synergies vitales ? Ce n'est pas tout : l'opium a une action manifeste sur les diverses fonctions secrétoires ; en même temps qu'il diminue l'exhalation intestinale, il active celle de la peau à un tel point que la sueur peut devenir quelquefois ruisselante sur toute la surface cutanée. C'est là du moins le résultat des expériences auquel sont arrivés ceux qui se sont occupés de l'action physiologique de ce médicament. Eh bien ? n'est-ce pas là une propriété qui doit être avantageusement mise à profit dans certains cas de fièvre intermittente, et spécialement dans ceux qui ont une tendance à se juger sur la surface intestinale ?

Et ce que nous disons de l'opium s'applique à plus forte raison à ces préparations médicamenteuses dans lesquelles cet agent est associé à d'autres substances également sudorifiques, tel que le tartre stibié par exemple comme cela a lieu dans la fameuse potion du docteur Peysson. C'est là comme on sait un remède qui a été considéré par son auteur comme un des plus puissants fébrifuges de la matière médicale. Nous l'avons employé nous même assez souvent pour que nous ne puissions pas mettre en doute la réalité de sa puissance curative. Seulement son degré d'efficacité est un peu plus subordonné, que celui du quinquina à l'influence des constitutions médicales. C'est ainsi qu'il sera plus souvent indiqué et plus puissamment héroïque lorsque les maladies régnantes revêtiront un caractère bilieux. C'est qu'alors il satisfait à la fois à deux indications curatives. Tout en agissant comme sudorifique, il agit encore comme évacuant, double propriété qui rend parfaitement raison de son efficacité fébrifuge.

Ainsi donc, soit qu'on examine les guérisons qui s'effectuent spontanément par les seuls efforts judicateurs de la nature, soit qu'on examine celles qui s'obtiennent au moyen des agents les plus commmunément employés dans le traitement des fièvres, on voit toujours apparaître l'élimination séreuse, non seulement comme un phénomène constant, mais encore comme expression manifeste, soit des procédés de la nature, soit du mode d'action des divers médicaments que nous venons d'étudier.

En est-il de même des mille et un autres remèdes qui ont été préconisés comme d'excellents succédanés du sulfate de quinine? Et pour parler tout particulièrement de l'arsenie, pouvons-nous trouver dans son mode d'action une nouvelle preuve confirmative du rôle que nous faisons jouer aux éliminations séreuses dans la curation des fièvres? C'est ce que nous ne saurions dire. Nous l'avons, il est vrai, employé, il y a huit ans, à l'hôpital de Blidah, avec un de nos jeunes et estimables confrères, le docteur Briet; mais à cette époque, nos idées actuelles n'avaient pas encore pris naissance, et en expérimentant ce médicament nous n'avions qu'un but, c'était de vérifier par nous même la réalité de ses vertus fébrifuges, sans nous inquiéter de savoir quel était son mode d'action curatif. Tout ce que nous dirons

donc , à cet égard , c'est que , si ce médicament est effectivement doué de propriétés fébrifuges, ainsi que nous
l'avons constaté dans quelques circonstances, et comme
le soutiennent des hommes dont l'autorité scientifique,
a une toute autre importance que la nôtre — ça ne peut-
être qu'à une seule condition , c'est de produire des éliminations séreuses , soit directement en activant les
appareils des sécrétions, soit indirectement en modifiant
les états organiques qui s'opposent à la production spontanée de ce phénomène judicateur ; c'est là, pour nous,
la *pierre de touche* avec laquelle nous estimons le degré
de confiance que l'on peut accorder à un remède réputé
fébrifuge — c'est là le *criterium* de sa valeur curative
— hors cette condition.... doute ou négation de notre
part !! Telle est la conclusion de cet article — tel est le
dernier mot de notre travail.

Nous terminons donc ici ces quelques études cliniques sur les fièvres intermittentes. Dans cette rapide et
un peu étrange excursion à travers le vaste domaine de
la pathologie paludéenne , nous avons touché à bien des
questions que nous avons plutôt soulevées que résolues
— nous avons abordé bien des théories respectables
que nous avons plutôt niées que convenablement refu-
tées — En un mot, nous avons plus ou moins bouleversé
le problème des fièvres , sans en donner une solution
suffisamment explicite et saisissable.....
Mais ceci n'est point un traité méthodique et complet des fièvres tel que nous le concevrions si nous avions
à l'entreprendre ; ce n'en est pas même une esquisse ou

un plan. C'est tout simplement une série de considérations générales plus ou moins diffuses destinées à mettre
en avant *une idée à moi* sur les maladies paludéennes,
et à laisser *entrevoir* de loin la *possibilité* d'en établir
une *théorie synthétique et pratique*. Si nous avons abordé
en passant un certain nombre de questions, c'est moins
pour les résoudre complétement que pour voir ce
qu'elles pourraient recevoir de lumière du contact de
cette *idée*.

Ai-je suffisamment atteint le but que je me suis pro-
posé ? Je n'ose le croire. Mais, au moins, si j'ai pu appeler l'attention de quelques praticiens sur l'importance
d'un *phénomène* que je considère comme la clef de la
pathologie et de la thérapeutique paludéenne, je ne re-
gretterai ni mon papier, ni mes loisirs.

Plus tard, peut-être, viendra le moment où nous
pourrons faire mieux et davantage.

En attendant, je n'hésite pas à livrer au jugement de
mes confrères ce premier aperçu, avec toutes ses incor-
rections et ses imperfections natives.

FIN.

Lyon, Imprimerie et lithographie de BAJAT fils, cours de Brosses, 9, à la Guillotière.

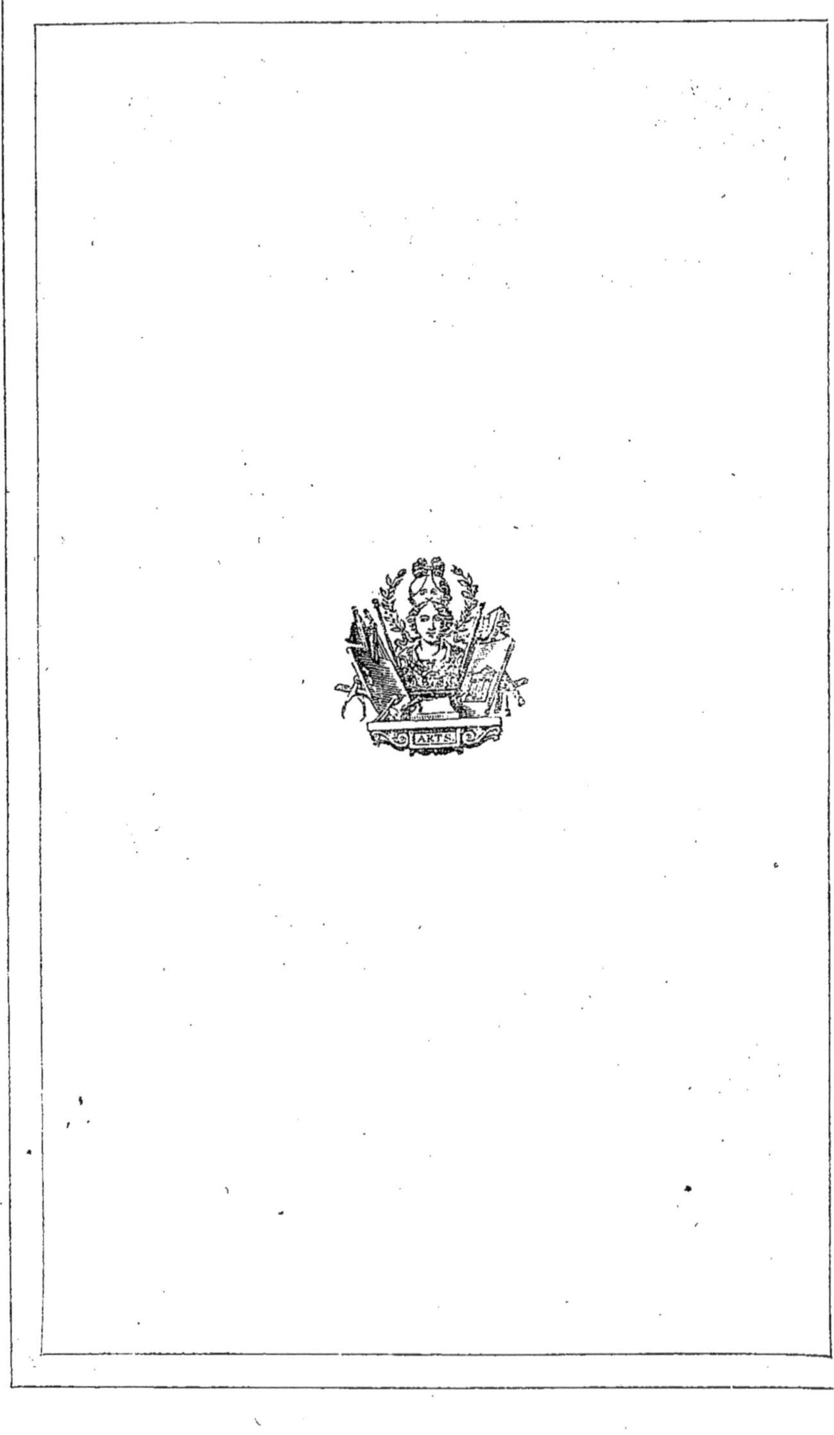